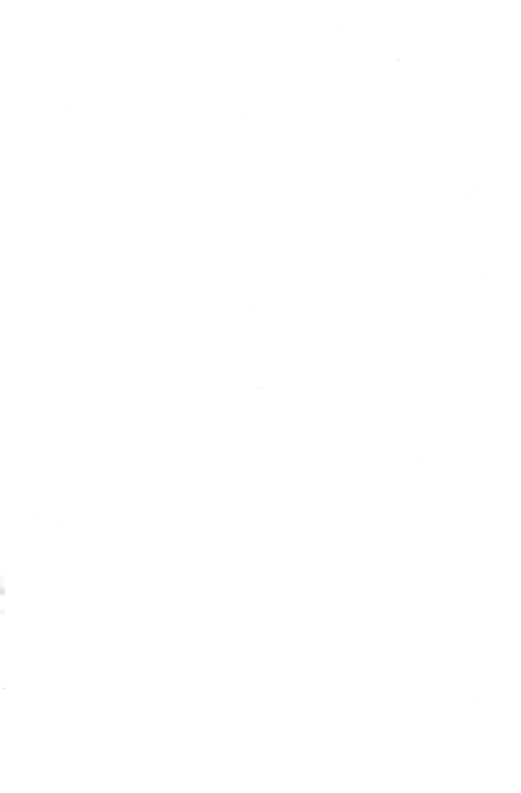

語言病理學基礎

第三卷

曾進興　策畫主編

作者簡介

【依照作者負責章次排序】

鍾榮富（第一章）

美國伊利諾大學語言學博士

高雄師範大學英語學系兼任教授

張顯達（第二章）

美國堪薩斯大學兒童語言學博士

台灣大學外文系暨語言學研究所副教授

柯華葳（第三章）

美國華盛頓大學教育心理學博士

中央大學學習與教學研究所教授

吳咸蘭（第四章）

美國東北大學語言病理學碩士

高雄師範大學特殊教育系講師

楊淑蘭（第五章）

　　台灣師範大學諮商心理學博士
　　美國伊利諾大學香檳校區語言病理學博士
　　屏東教育大學特殊教育學系副教授

張綺芬（第六章）

　　台灣大學醫學院護理學系畢業
　　公職語言治療師高考及格
　　美國伊利諾州立大學語言病理系進修研習吞嚥治療學
　　台大醫院復健部語言治療師

李淑娥（第七章）

　　台灣師範大學衛生教育系畢業
　　美國德州奧斯汀大學溝通障礙系進修
　　台北榮總復健部語言治療師

曾進興（第八章、策畫主編）

　　美國威斯康辛大學溝通障礙博士
　　高雄師範大學聽力學與語言治療研究所教授

王文容（第八章）

　　國立高雄師範大學特殊教育系碩士
　　高雄市立成功啟智學校教師

策畫主編者序

　　《語言病理學基礎》一、二卷分別在八十四年七月和八十五年十一月出版，前者含九章，後者收錄了十二章，篇幅長達八百多頁；動員的學者專家計有十八人，佔去編者學問生涯中許多的時間和精力，於國內溝通障礙的教學與臨床工作上，相信具有相當程度的貢獻。現在我們又再次地結合了若干熱心的專家，把前兩卷中遺漏掉的主題彌補了起來。

　　在本卷書中，我們涵蓋了漢語的音韻、語法的習得、閱讀的發展，這三個主題可以算是「基礎篇」；此外，構音及音韻障礙、幼兒口吃及父母參與、吞嚥困難及失語復健，都是臨床專業的議題，可以歸爲「應用篇」；至於最後一章，談的是學校裡的服務，和當前特殊教育的發展息息相關，或許可以歸爲「綜合篇」吧。

　　從本系列書的編輯之初，編者就有一個宏願，要用本地的專家，來寫出符合本國人特色的語言病理學參考用書。從一九九〇年年底至今，一整個十年也快過去了，這個宏願，雖未全部實現，但已逐步落實。這樣的成績應全部歸功於勞心勞力，默默付出的作者群，沒有他們的慷慨承諾與勤勉筆耕，這樣的成果是無法展現在國人面前的。第三卷作者的背

景，如同前兩卷一樣，兼具理論與實務的平衡，九位作者中，五位作者具有臨床實務的豐富經驗，而其他作者在學術研究上各有所長。這樣的組合，更能反映出本書書名中「基礎」所蘊涵的深意。

　　過去十年，本地在溝通障礙專業上的發展，雖非一日千里，但總也有日積月累之進展。無論在臨床教育和人才培養上，也都呈現出上揚的景況，令人欣喜。編者衷心期盼，未來的十年內，有更多本土化的相關研究及論述能陸續出版；這樣的話，這套系列書就更能達到拋磚引玉的效果了。

曾進興

目　錄

第一章

漢語的語音與音韻

鍾榮富　著

本章旨在介紹漢語音韻系統的大綱。首先，必須對「漢語音韻系統」有所說明。我們用「漢語」兩個字是因為我們的語料包括國語及臺灣地區常用的閩南語與客家語。所謂「音韻」是指一個語言內在的語音系統而言，包括音段與音段之間的共存關係、聲調的變化，及音節的內部結構等現象。要瞭解音韻系統，應該對該語言的語音本質有個概念，因此，我們將先介紹漢語的語音。

1 漢語的語音

任何聲音的產生，都必須要有兩個要素：氣流與振動器。比如說風（一種氣流）吹到樹葉（振動器），便會產生聲音。我們人體的發音，也須仰賴這兩個要素。首先，我們呼吸時把氣流儲存在肺部，講話時氣流就從肺部送出來，這是氣流的來源。至於振動器指的是我們的聲帶，一般而言，聲帶的振動與否繫於聲門之開合：聲門張開，則氣流直接衝出聲門，聲帶因而不振動，所產生的聲音就叫做清音（voiceless sounds）；如果聲門緊閉，則發音時氣流撞及聲帶使之振動，結果便是濁音（voiced sounds）。

除了氣流與聲帶之外，語音的產生還與發音部位和發音方法有極密切的關係。為了便於理解，我們把重要的發音部位圖示於後：

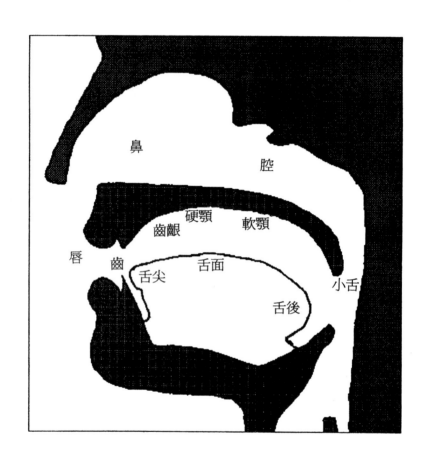

圖 1-1　發音器官圖

　　底下我們就從不同的發音部位和發音方法來討論漢語輔音（子音）與元音（母音）的語音特色。

一、漢語的輔音

　　國語、閩南語與客家話雖同為漢語方言，卻有不同的輔音和元音。為了方便討論，我們先從發音部位和發音方法來界定每個音的本質，然後再分別指出各個方言的輔音和元音。雖然我們主要是用國際音標來標音，但是為了便於比對，如果遇到可以用注音符號標音的音時，我們會用括弧把注音符號寫出來。

　　就發音部位而言，有三個部位與語音的描述有密切的關係：嘴唇、舌尖和舌位。與嘴唇有關的音段分別是：b、p（ㄅ）、p'（ㄆ）、m（ㄇ）、f（ㄈ）、v。前四者利用雙唇的開合藉以阻止氣流的持續，f和v則是利用上齒下唇的咬合摩擦了持續的氣流。換言之，前面六個音雖然都與嘴唇的發音部位有關，但它們卻可因氣流的持續與否分成兩類：

(1)	b	p	p'	m	f	v
〔唇音〕	＋	＋	＋	＋	＋	＋
〔持續〕	－	－	－	－	＋	＋

　　上面(1)中像〔持續〕之類的發音方法，足以供我們區分音段的差別，叫做區別性特徵（〔唇音〕也是個區別性特徵，其區別性的功能請見後面的談論）。每個特徵用〔＋〕/〔－〕值表示，例如(1)的六個音均為唇音，均得到正值。但就〔持續〕特徵而言，只有f和v才得到正值，表示只有f和v才是氣流可以持續的音，其餘四個音，發音時氣流無法持續，所

以叫做塞音。鼻音是否爲塞音，一直是個爭論未決的問題，在此僅依大部分語言學家接受的看法，把鼻音看成塞音〔請見 Kenstowicz (1994)〕。

(1)的六個音中，也可以用清濁分成兩類：發 b、m 和 v 時，由於聲門緊閉，氣流從肺部衝出來時，撞到聲帶，致使聲帶振動，是爲濁音；而發 p、p' 與 f 時，聲門張開，氣流直接衝出聲門，聲帶因而沒有振動，是爲清音。濁音之中，b 和 m 爲〔－持續〕音，而 v 爲〔＋持續〕音。另外，m 的發音方法雖然與 b、p，p' 相同，均爲雙唇音，但是傳送氣流的腔道不同。發 b、p、p' 時，氣流是從口腔出來，但是發 m 時，氣流卻從鼻腔出來，因此把 m 稱爲鼻音。在清音中，p 與 p' 的差異是在送氣：p 沒有送氣，而 p' 則有送氣。區別送不送氣的最好方法是把中指放在嘴前，發 p' 音時，手指會感覺到有一股氣流從口腔噴出來而會有暖暖的感覺；發 p 時，手指並不會覺得有氣流噴出。總結前面的描述，我們可用幾個特徵把 b、p、p'、m、f、v 等六個音區分成：

(2)	b	p	p'	m	f	v
〔唇音〕	＋	＋	＋	＋	＋	＋
〔持續〕	－	－	－	－	＋	＋
〔濁音〕	＋	－	－	＋	－	＋
〔送氣〕	－	－	＋			
〔鼻音〕	－	－	－	＋	－	－

其次，我們來談 d、t（ㄉ）、t'（ㄊ）、n（ㄋ）、l（ㄌ）等五個音的語音本質。這五個均爲舌尖音，其中發 d、t、t'、l

等音時，舌尖抵住上牙齦，使氣流無法持續，是爲塞音。而
發 l 音時，雖然也是舌尖抵住上牙齦，但氣流卻可以從舌尖
的兩邊持續送出來，所以叫做邊音。就清濁而言，t 與 t'爲清
音；而 d、n 與 l 同爲濁音。清音之中，t 不送氣但 t'卻是送氣
音。再者，發 d、t、t' 與 l 等音時，氣流從口腔送出，唯發 n
時，氣流是從鼻腔送出。換言之，如果取這五個音與(2)做比
較，同時增加〔舌尖〕與〔邊音〕兩個特徵，便可從(3)看出
其異同：

(3)

	b	p	p'	m	f	v	d	t	t'	n	l
〔唇音〕	+	+	+	+	+	+	−	−	−	−	−
〔持續〕	−	−	−	−	+	+	−	−	−	−	+
〔濁音〕	+	−	−	+	−	+	+	−	−	+	+
〔送氣〕	−	−	+	−	−	−	−	−	+	−	−
〔鼻音〕	−	−	−	+	−	−	−	−	−	+	−
〔舌尖〕	−	−	−	−	−	−	+	+	+	+	+
〔邊音〕	−	−	−	−	−	−	−	−	−	−	+

接著要探討的是 g、k（ㄍ）、k'（ㄎ）、ŋ（ㄥ）等四
個舌根音。注音符號原用一個已不使用的音表 ŋ，在此爲方
便用ㄥ來表示，其實ㄥ應該是 əŋ 才是。發音時，整個舌位上
揚，舌根後方頂住軟顎，使氣流無法持續，因此他們都是塞
音。其中 k、k' 與 t、t'，p、p' 一樣，都是清塞音；而 ŋ 與 n、
m 相同，都是鼻濁音；另外，g 與 b、d 一樣都是濁音。在清
塞音中，k 與 t、p 不送氣，而 k' 與 t'、p' 同爲送氣音。在發音
部位上，由於舌根音是唯一與舌位有關的，而且舌位很高，

因此一般都用〔高〕來做它們的區別性特徵。基於此，他們和其他音的比較可見於(4)：

(4)	b	p	p'	m	f	v	d	t	t'	n	l	g	k	k'	ŋ
〔唇音〕	+	+	+	+	+	+	−	−	−	−	−	−	−	−	−
〔持續〕	−	−	−	−	+	+	−	−	−	+	+	−	−	−	−
〔濁音〕	+	−	−	+	−	+	+	−	−	+	+	+	−	−	+
〔送氣〕	−	−	+	−	−	−	−	−	+	−	−	−	−	+	−
〔鼻音〕	−	−	−	+	−	−	−	−	−	+	−	−	−	−	+
〔舌尖〕	−	−	−	−	−	−	+	+	+	+	+	−	−	−	−
〔邊音〕	−	−	−	−	−	−	−	−	−	−	+	−	−	−	−
〔高〕	−	−	−	−	−	−	−	−	−	−	−	+	+	+	+

再其次是 ts（ㄗ）、ts'（ㄘ）、s（ㄙ）、z 與 tʂ（ㄓ）、tʂ'（ㄔ）、ʂ（ㄕ）等兩對絲音。這兩組音的主要差別在於捲舌：前一組不捲舌，但後一組（tʂ、tʂ'、ʂ）必須捲舌。有人因此把不捲舌的一組叫做舌尖前音，捲舌的叫做舌尖後音。發舌尖前音 ts 與 ts' 時，舌尖抵住上牙齦，使氣流磨擦稍爲受阻而後再持續流出口腔，因此這兩個音和 t 與 t' 的特徵差別在於〔阻擦〕：ts 與 ts' 是〔＋阻擦〕，而 t 與 t' 爲〔－阻擦〕。又 ts' 爲送氣音，ts 爲不送氣音。至於 s（z）的發音部位是上下牙齒微微接觸，舌尖放在上下牙齒接觸處，使氣流穿過牙間產生摩擦：聲帶振動者是爲濁擦音 z，聲帶不振動者是爲清擦音 s。基本上，舌尖後音的發音方法與舌尖前音相同，只是發舌尖後音時，要把舌尖往後捲。換言之，舌尖後音是〔＋捲舌〕，舌尖前音是〔－捲舌〕。

接著是 tɕ、tɕ'、ɕ、ñ 等四個顎化音，發音時舌尖伸至前硬顎靠近齒齦處，使氣流摩擦但並未完全受阻，因此都是〔＋持續〕之音。此三個音與舌根音（k、k'、ŋ）同具[＋高]的特徵，只是舌根音都是後音（〔＋後〕），而顎化音均為前音（〔－後〕）。其中顎化鼻音 ñ 只出現在客家話裡，如客家話的「二」唸 ñi。

最後是兩個清喉音 h（ㄏ）與 ʔ，前者是個持續音，後者為塞音。發音時聲門與口腔都敞開，使氣流直接從肺部送出，與任何發音部位都沒有直接關係，便可得到 h 的音值。如果氣流在喉頭之時，聲門緊閉，使氣流無法流出，便是喉塞音 ʔ，如閩南話的「鴨」就唸 aʔ。我們且把(4)以後的音歸納於後：

(5)

	ts	ts'	s	z	tʂ	tʂ'	ʂ	tɕ	tɕ'	ɕ	ñ	h	ʔ
〔持續〕	+	+	+	+	+	+	+	+	+	+	−	+	−
〔濁音〕	−	−	−	+	−	−	−	−	−	−	+	−	−
〔送氣〕	−	+	−	−	−	+	−	−	+	−	−	−	−
〔舌尖〕	+	+	+	+	+	+	+	+	+	+	+	−	−
〔高〕	−	−	−	−	−	−	−	+	+	+	+	−	−
〔後〕	−	−	−	−	−	−	−	−	−	−	−	−	−
〔阻擦〕	+	+	−	−	+	+	−	+	+	−	−	−	−
〔捲舌〕	−	−	−	−	+	+	+	−	−	−	−	−	−
〔鼻音〕	−	−	−	−	−	−	−	−	−	−	+	−	−

把(4)和(5)的輔音加起來，共有二十八個。國語有 p、p'、m、f、t、t'、n、l、k、k'、h、ts、ts'、s、tʂ、tʂ'、ʂ、tɕ、tɕ'、ɕ

和 ŋ 等二十一個，其中國語的 ŋ 只出現在元音之後，如 aŋ
「昂」。閩南語有 b、p、p'、m、l、t、t'、n、g、k、k'、ŋ、
ts、ts'、s、z、h、ʔ 等十八個，其中有些方言已把 z 併入了 l；
這十八個輔音中，如把 m、n、ŋ 等三個鼻音減掉，便是傳統
上所謂的十五音。客家話有 p、p'、m、f、v、t、t'、n、l、k、
k'、ŋ、h、ts、ts'、s、tɕ、tɕ'、ɕ、ñ 等二十個，但有些客家方言
沒有 tɕ、tɕ'、ɕ 等三個顎化音。

二、漢語的元音

　　元音要從客家話談起，因爲客家話正好具有所謂的五個
標準元音（雖然有的方言多了一個 ɨ，一個前高元音）：

(6)　客家話的元音

	前元音	央元音	後元音
高元音	(ɨ)　i		u
中元音		e	o
低元音		a	

　　上面(6)中元音的前、央、後，指的是發音時舌位（指整
個舌頭之位置）的前後，高、中、低也是指舌位而言。準此，
我們唸 [i] 時，舌位在前面，而且位置很高。發 [u] 時，舌位
雖然也很高，但整個舌頭比較之下卻顯得在很後面。如果我
們反覆的唸 i（如國語的「一」）和 u（如國語的「烏」），
便會發現唸 i 時舌位較前，唸 u 時舌位較後。同樣的，如果
從「衣」、「葉」，唸到「阿」，我們也會感覺到我們的舌

位在由上往下降。雖然國語與客家話的元音音值並不完全相同，但由 i、e 到 a 都可以感覺到舌位的下降；由 i 到 u 我們的舌位也明顯的由前往後移動。另外，就 ɿ 而言，i 和 ɿ 雖同為前高元音，卻有不同的音值，前者舌尖位於上下齒咬合處，舌尖的作用很明顯，唸 ɿ 時舌尖跟著舌位向前平置，我們於是用〔高〕、〔後〕、〔低〕與〔舌尖〕等四個區別性特徵來做元音的歸類：

(7)

	i	e	a	o	u	ɿ
〔高〕	+	−	−	−	+	+
〔後〕	−	−	+	+	+	−
〔低〕	−	−	+	−	−	−
〔舌尖〕	−	−	−	−	−	+

比較之下，閩南語的元音就複雜的多。閩南語計有十個元音（六個口元音，四個鼻化元音）：

(8a)　閩南語的元音

	口元音		鼻化元音	
	前元音	後元音	前元音	後元音
高元音	i	u	ĩ	
中元音	e	o	ẽ	
低元音		ɔ		ɔ̃
	a		ã	

閩南語的口元音與鼻化元音具有對比作用，換言之，有些閩南語音節的差別只在鼻音之有無：

(8b)　閩南語口元音與鼻化元音的對比

i₃₃	「玩」	ĩ₃₃	「院」
e₅₅	「搖」	ẽ₅₅	「嬰兒」
ta₅₅	「焦」	tã₅₅	「擔」
ɔ₅₅	「黑」	ɔ̃₅₅	「哄小孩睡覺的聲音」
lɔ₃₃	「路」	nɔ̃₃₃	「怒」

　　最後，國語有八個元音，其中ɨ只出現在ts、ts'、s與tɕ、tɕ'、ɕ之後，在注音符號裡，並沒有與這個音相對應的符號。其他的元音則可以在注音符號裡找到相對的符號，如i＝ㄧ，ü＝ㄩ，e＝ㄝ，a＝ㄚ，o＝ㄛ，u＝ㄨ，ə＝ㄜ。

(9)

	前元音		後元音
高元音	ɨ　i　ü		u
中元音		e　ə	o
低元音		a	

三、聲調

　　國語的聲調有四個，閩南語有七個，客家話有六個。底下分別用中國語言學的固有名稱、調值和調號列述於後：

(10a)　國語的聲調

調　　名	陰平	陽平	上聲	去聲
調　　值	55	35	214	51
調　　號	˥	˦		˪
注音符號		ˊ	ˇ	ˋ
例　　字	三	民	主	義

(10b)　閩南語的聲調

調　名	陰平	陽平	上聲	陰去	陽去	陰入	陽入
調　值	55	13	53	31	33	<u>31</u>	<u>53</u>
調　號	˥	˩˧	˥˧	˧˩	˧	˧˩	˥˧
注音符號							
例　字	軍	群	滾	棍	郡	骨	滑

(10c)　客家話的聲調

調　名	陰平	陽平	上聲	去聲	陰入	陽入
調　值	33	11	31	55	<u>31</u>	<u>55</u>
調　號	˧	˩	˧˩	˥	˧˩	˥
注音符號						
例　字	詩	時	使	士	識	食

為了方便比較與討論，我們將用調值來標示聲調。

四、協同發音

　　前面所描述的漢語輔音與元音的音值（phonetic quality），事實上只是為了方便而做的定音描述，在實際的語言溝通裡，這些音段的音值多少都會受到前後音段的影響，這種現象在語言學上稱為協同發音（coarticulation）。比如說，同一個[t]（「ㄉ」）在齊齒元音 [i] 和合口元音 [u] 之前，其實際音值明顯的不一樣。在齊齒元音 [i] 之前的 [t] 有些微的顎化，聽起來像 [tʸ]（上標的[y] 表顎化）；而在合口元音 [u] 之前的 [t] 則有些許唇化，音值上像 [tʷ]（上標的[w]表唇化）。

協同發音的產生是由於從前一音段過渡到後一音段之間，有了共同的發音部位或發音特質。以前面所提到的[t]做為解說的例子，從[t]（發音時舌尖在上牙齒的根部，亦即齒齦的部位）到 [u]（舌位在後方而且舌位很高，嘴唇要圓）之間，先使唇圓以便於 [u] 的發音，在這個過渡時期，自然出現了齒唇重疊的發音時段，這就是圓唇齒音 [tʷ] 產生的原因。

協同發音雖為言談之必然，然而世界上各種語言裡的協同發音卻有不同的影響方向，有些是前一個音段影響後一個音段，這種現象稱為順向影響（carryover），例如英語的動詞過去式後綴本來唸 [d]，是個有聲（voiced）的音位，但是這個後綴詞如果出現在無聲輔音之後，則因協同發音而導致了無聲的結果，如 walked 唸 [wɔlkt]，而非* [wɔlkd]。漢語基本上是個逆向（anticipatory）影響的語言，亦即前一音段會受後一音段的發音部位或特質的影響，例如前面提到的 [t] 顯然受其後的元音部位而有顎化或唇化的變音出現。

對於「協同發音」一詞，時下研究者也有兩種不同的看法。第一種看法是把所有因前後音段的發音部位或特質的影響而產生的變音現象均稱為協同發音，持這種看法者有 Ladefoged（1980）和 Clumeck（1976）。第二種看法則把這種變音現象區分為「協同發音」與「同化現象」，前者是源於語音，後者則起於音韻（有關語音與音韻的差異，請參見第二節的討論）。例如 Solé 和 Ohala（1991）透過英語與西班牙語的元音鼻化之研究，發現英語的鼻化會因元音的延長而延長，但是西班牙語的元音則維持恆常的鼻化現象。據此，英語的

鼻音是同化而來，是個音韻層面的結果；而西班牙的鼻音則
爲典型的協同發音。

　　由於篇幅的限制，在此謹以國語與閩南語的唇音同化做
爲本小節的例證。國語的 [mian pau]（麵包）一詞，用一般
速度都會唸成 [miam pau]，其中「麵」本來是齒槽鼻音 [n] 結
尾，可是卻因爲「包」的第一個音是雙唇音，而使「麵」的
韻尾變成了雙唇鼻音，這便是協同發音的好例子。

　　另外，閩南語也有豐富的協同發音例證。一般而言，閩
南語的齒槽鼻音 [n] 也會受後面音段的影響：

(11a)　　sin_{55}　　pu_{33}　$\longrightarrow$　sim_{33}　　pu_{33}　「媳婦」

　　　　　sin_{13}　　$m\tilde{y}\tilde{a}_{13}$　$\longrightarrow$　sim_{33}　　$m\tilde{y}\tilde{a}_{13}$　「神明」

(11b)　　$ts'in_{55}$　ke_{55}　$\longrightarrow$　$ts'i\eta_{33}$　ke_{55}　「親家」

　　　　　$k'an_{55}$　gu_{13}　$\longrightarrow$　$k'a\eta_{33}$　gu_{13}　「牽牛」

(11c)　　$tsin_{55}$　lay_{33}　$\longrightarrow$　$tsin_{33}$　lay_{33}　「（刀子）很利」

前面的例子說明：閩南語的齒槽鼻音[n]如果接的是雙唇
音，就會變成雙唇音。如果接的是舌根音，也會變成舌根音。

② 漢語音韻學

一、音韻學與語音學

音韻學（phonology）與語音學（phonetics）並不相同。前者是研究某個語言的語音系統，而後者專注在語音的產生（發音的方法與方式）與聲音的聲學原理。比如說，前面一節談及國語元音 i、a 與輔音 n 的發音方法，這是語音學的描述對象。但是爲甚麼 ian（一ㄢ）在一起時要唸 [ien]（如「煙」）而不直接唸 *[ian]呢？（註一）

既然要唸 [ien]，爲何不直接注 ien （一せㄣ）呢？要回答這兩個問題，就必須具備音韻學的知識了。

首先，由 (10) 的元音表，我們知道 i 是前高元音，而 a 是後低元音，n 也是前輔音（因爲只有ŋ才是後輔音），因此從i-a-n三個音的發音過程中，我們的舌位必須由前高再低後再往前，形成發音的困難。於是基於方便，便在發音時把後低元音a往前往上拉，結果產生了前中元音e，以上是從語音學的角度來解釋。如果從音韻學的角度，可說由於我們負責語音結構的頭腦內部有個規則：/a/→[e]/[i]__[n]（/i/這個音位如果出現在 [i] 與 [n] 之間便會變成 [e]，這裡我們用 / / 來

表示音位，用 [ ] 表示實際上聽到的音值）。（註二）

　　其次，爲甚麼不直接注 ien （ㄧㄝㄣ）呢？理由是：整個語言系統的考量。換言之，從整個語言系統上來看，國語的 ian 雖然唸 [ien]，但是它的本質事實上依然是 ian，且從兩方面來說明。第一，國語的 ian 與 an 押韻，這可由 (12)的現代國語流行歌曲的押韻來證明：

(12a)　衫，邊，岸，然，船

　　　　an　ian　an　an　uan

　　　　（嚴友梅：晚霞滿魚船）

(12b)　畔，潺，單，戀，轉，念，畔，戀

　　　　an　an　an　ian　uan　ian　an　ian

　　　　（林煌坤：青春河畔）

　　要說明 (12) 的押韻現象，必須由 ian 韻的本質（亦即衍生音韻學上所謂的深層結構）來著眼，否則很難解釋爲甚麼 an 會與 ien 押韻。

　　第二，從整個漢語方言來看，國語的 ian 韻和其他方言的 ian 韻相同，例如國語的「煙」（ien）在客家話唸 [ian]，在閩南話唸 [en]（年輕一代）（註三）。可見客家話保存了較古老的音（[ian]），國語則因多了 $/a/ \rightarrow [e] / [i]\_\_[n]$ 之規則而唸成 [ien]，閩南話更因爲異化限制的關係，而進一步刪除了介音 i，得到了 [en] 的表層音。（註四）

　　以上簡單的說明音韻學與語音學的區分。接著來說明幾個音韻學上常用的觀念與術語。我們在第一小節裡所介紹的音，都是實際上所聽到的音，語音學上把這種音叫做音素

（phone），也稱爲表層音（phonetic representation），音素並不一定具有區別語意的功能。具有區別語意功能的音素叫做音位（phoneme）。因此，音素包含了音位，而音位只是音素的一種。

甚麼叫做具有區別語意的功能呢？且舉個例子來說明。以國語的元音系統而言，表面上我們有 i、u、ü、e、ə、o、a 等七個（註五），但是其中只有 i、u、ü、ə、a 等五個元音具有區別語意的功能：（註六）

(13a)	i_{55}	「衣」		(13d)	$ə_{55}$	「婀」
(13b)	u_{55}	「屋」		(13e)	a_{55}	「阿」
(13c)	$ü_{55}$	「淤」		(13f)	$*e_{55}$	
				(13g)	$*o_{55}$	

前面 (13a) 到 (13e)，均爲第一聲，但卻由於元音的不同而有了不同的意義。易言之，這五個元音具有區別語意的功能。反觀 (13f) 與 (13g)，顯示國語的 e 與 o 並不能單獨成音節，也即沒有區別語意的功能。因此，就國語而言，i、u、ü、ə、a 等五個元音是爲音位，但 e 與 o 並不是音位。

一個音素是否爲音位，通常可用音素的分佈來判斷。例如客家話的 tɕ、tɕ'、ɕ 在分佈上與 ts、ts'、s 呈互補配對（complementary distribution）：前者只出現在前元音 i 之前（14a'、14b'、14c'），而後者只出現在前元音之外的其他元音之前（14a、14b、14c）：

(14a)	tsu_{55}	「書」	(14b)	$ts'u_{55}$	「臭」	(14c)	su_{55} 「樹」
	tso_{55}	「做」		$ts'o_{55}$	「造」		so_{55} 「掃」

tsa₅₅「蔗」	ts'a₅₅「叉」	sa₅₅「社」
tse₅₅「姐」	ts'e₅₅「脆」	se₅₅「細」
*tsi	*ts'i	*se

(14a') tɕi₅₅「智」 (14b') tɕ'i₅₅「試」 (14c') ɕi₅₅「士」

　　基於互補配對的關係，我們把 ts 與 tɕ、ts' 與 tɕ'、s 與 ɕ 分別看成同一個音位。由於 ts、ts'、s 的分佈面較廣，可以出現的環境較多，因此被視為基層音（basic phone），而把 tɕ、tɕ'、ɕ 看成變體音（allophone）。也就是說，tɕ、tɕ'、ɕ 是分別從 ts、ts'、s 變來的。（註七）

　　要注意的是：並非所有呈互補配對的音素都可以看成同一音位。有時兩個音素，雖呈互補配對，但是兩者卻都是音位。例如英語的 h 與 ŋ 在分佈上完全呈互補配對：h 不出現在音節尾，ŋ 不出現在音節之首。但一般音韻學家都不把 h、ŋ 看成同一音位，主要是這兩個音並沒有相同的語音特徵。反觀客語的 tɕ、tɕ'、ɕ 與 ts、ts'、s 都含有〔＋舌尖〕的區別性特徵。這種含有同一區別性特徵的音素，稱為自然類音（natural class）。因此，自然類音才比較可能來自同一音位。

二、音韻學的基本假設

　　自從 Chomsky 和 Halle 於一九六八年所出版的 *The Sound Pattern of English*（簡稱 *SPE*）問世以來，衍生音韻學的基本假設便是：音韻學是研究某個語言的語音系統，而這個系統是我們頭腦裡面內化（internalized）的語音知識，亦即整個語

言知識（linguistic competence）的一部分。這個假設其實是建立在 Chomsky 對語言學所持的「語言學是心理學的分支」的基本理念之上的。

在這個基本理念的前提之下，任一語音規則都有其心理學的意義。例如閩南語有個單一鼻音律：

(15)　閩南語的單一鼻音律

$$*\{[+N][+N]\}_\delta \qquad N＝鼻音，\delta＝音節$$

(15) 的意思是說：閩南語不允許一個音節內有兩個或兩個以上的鼻音存在。這個單一鼻音律是由我們對閩南語鼻音分佈的觀察而得來的，因為遍觀閩南語的語料找不到像*NVN（鼻音＋元音＋鼻音）之類的音節。換言之，(15) 已足以對閩南語的鼻音分佈做個良好的描述。然而，現代語言學之鵠的並不以做好描述為滿足，更希望能企及解釋的境界。

要達到解釋的境界，便需要把像 (15) 之類的音韻規律假設為人腦語言機制的一部分，然後發揮其進一步的解釋力量。比如說，如果 (15) 真是閩南人內化後的音韻規律，則該規律不但可以預測閩南語不會有*NVN 的音節，也可以預測閩南人對任何語言中的NVN音節都會產生排斥現象。事實上，果然如此。為省篇幅，只以閩南人學習國語的觀察做為佐證。我們發現：大多數以閩南語為第一語言者，遇到國語的NVN音節時，都會唸成濁塞聲母＋元音＋鼻音，如：

	國語	閩語學生之唸法	
(16a)	man_{51}	ban_{51}	「慢」
(16b)	$maŋ_{35}$	$baŋ_{35}$	「忙」
(16c)	nan_{35}	lan_{35}	「難」

　　當國語的 man$_{51}$「慢」以 NVN 的音節形式進入閩藉學生的頭腦時，違反了 (15) 的規律，於是重新調整，使我們得到了 ban 的結果。當然，會改以 ban 的音節形式，也是另有原因的，因爲閩南語的 b 與 m 是同一個音位（見後面頁 33 之討論）。

　　綜合以上的討論，我們發現音韻的規律是有心理真實性爲依據的。所謂心理真實性，指的是語言的心理知覺，也就是語言知覺（linguistic intuition）的本質。

三、漢語音韻學概說

　　漢語音韻學本身是個龐大的研究題目，即使終生皓首，也只能攫其一二，斷非本章所能盡述也。在此，只以漢語的音節結構與閩南語的鼻化現象等二個主題，蠡窺漢語音韻學之梗概。

㈠漢語的音節結構

　　漢語各方言的音節結構，除了含有像福州方言的 pein「變」之類的少數個案之外，並沒有太大的差異。一般漢語方言的音節，可以畫分成兩大部分：聲母和韻母。所謂聲母與韻母，都是傳統中國聲韻學上的名詞，前者指音節內的第一個輔音，而韻母則包括介音及韻步，韻步又包括主要元音及韻尾（又有元音韻尾及輔音韻尾之分）。換言之，漢語方言的音節至多只能有四個音段，表音上呈 CGVX 的結構，C

即輔音**聲母**，G 即滑音（介音），V 是主要元音，X 則可以是輔音韻尾也可以是滑音（俗稱元音韻尾），其結構如(17)的圖示：

(17)　傳統的音節結構

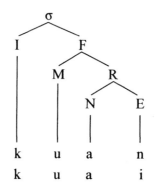

σ：音節
I：聲母
F：韻母
M：介音
R：韻步
N：主要元音
E：韻尾

前面 (17) 裡的音節結構只要加個條件：元音是音節內唯一不可或缺的組成分子，就可衍生出所有可能的漢語音節結構的形式（底下的語料以國語爲例）：

(18)　所有可能的漢語音節的形式

a. V　　　　a_{55}　　　「阿」

b. VC　　　in_{55}　　　「音」

c. VG　　　ai_{55}　　　「哀」

d. GV　　　ia_{55}　　　「鴨」

e. GVG　　iau_{55}　　「腰」

f. GVC　　ian_{55}　　「煙」

g. CV　　　ti_{55}　　　「低」

h. CGV　　kua_{55}　　「瓜」

i. CVC	tan$_{55}$	「單」
j. CVG	lai$_{35}$	「來」
k. CGVG	kuai$_{55}$	「乖」
l. CGVC	kuan$_{55}$	「官」

從這個結構裡，有幾個有趣的音韻現象值得探討。首先是國語的元音系統，特別是關於中元音 e 與 o 的本質。前面說過，國語的 e 與 o 並非音位，這到底從何說起呢？為了集中討論的主題，在此只列相關的國語之元音如後：

(19)

	i	e	ə	o	u	a
〔高〕	+	−	−	−	+	−
〔低〕	−	−	−	−	−	+
〔後〕	−	−		+	+	

由於 ə 與 a 均為央元音，發音時置於中央的自然位置，因此他們沒有後音的特徵值。衍生音韻學上把這種空置的特徵稱為空特徵理論〔詳見鍾榮富（1991b）〕。

前面說過國語的 e 與 o 不能單獨構成音節，也就是說國語沒有像*e、*Ce、*eC、*o、*Co、*oC（C=任一輔音）之類的音節。而且，e 一定和 i 出現在一起，因此國語沒有*ue、*eu，而 o 一定和 u 在一起，所以*io、*oi 是不可能的元音：

(20)

ei	如：pei	「背」
	kei	「給」
ie	ie	「葉」
	lie	「列」

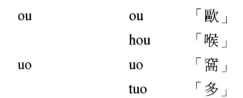

這種配對與分佈顯示：e 與 i 的關係非常密切，o 與 u 的關係也很密切。另外，就元音的配對而言，也有一個突兀的斷層。例如低央元音 a 既可出現在 i、u 之前 (21a)，又可出現在 i、u 之後 (21b)：

(21)

	a. au	如：kau	「高」
		pau	「包」
	ai	kai	「該」
		tai	「呆」
	b. ua	kua	「瓜」
		hua	「花」
	ia	tɕia	「家」
		ɕia	「蝦」

斷層出現在：同樣是央元音，ə 卻不能接 i，也不能接 u：

(22)

a. *iə

　*uə

b. *əi

　*əu

這個斷層從 (23) 之元音圖之比較更可以清楚的顯現出來：

(23)

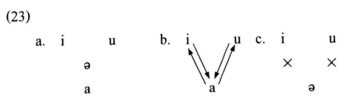

　　爲甚麼同樣是央元音，a可以接i、u，而ə卻不可以呢？
爲甚麼e一定要和i，而o一定要和u一起出現呢？由這些問
題之中，我們要把國語的元音系統單純化、簡單化：我們把
e及o視爲本來就不存在的元音。如此之假設，使 (19) 中的
六個元音簡化成 (23a) 中的四個。而且，我們假設 ə 和 a 一
樣，可以出現在i、u之前，也可以出現在i、u之後，只是這
時的 ə 會分別變成 e 與 o：

(24)

　　　　a. iə ＝ ie

　　　　　əi ＝ ei

　　　　b. uə ＝ uo

　　　　　əu ＝ ou

　　(24) 中的音韻變化其實是有規律的，這個規則稱爲後音
共享原則：

(25)　　後音共享原則

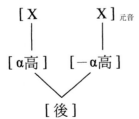

　　這個規則的意思是說：雙元音結構中的兩個音素必須要有相同的 [後] 音值，同為 [− 後] 或同為 [+ 後]。這個規則也說明了為什麼國語沒有*oi、*io、*eu、*ue、*iu、*ui 等韻母存在的原因，因為它們的後音值都不相同。

　　後音共享原則的運作，要看國語元音的區別性特徵，才會更清楚：

(26)

	i	ə	u	a
[高]	+	−	+	−
[低]	−	−	−	+
[後]	−		+	

依這個特徵值，則 (24) 的變化過程如後：

(27)

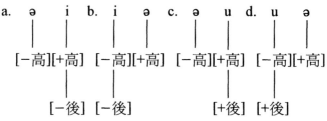

後音共享原則

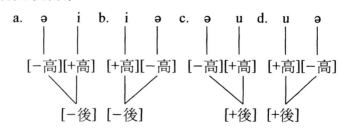

由前面之例子可知：在後音共享的規律運作之後，本來沒有後音值的 ə 分別從 i 或 u 得到了 [－後] 或 [＋後] 的特徵值，結果使（27a, b）中的 ə 變成含有 [－高、－後] 的特徵值，而依 (19) 之元音特徵表，[－高、－後] 正好是 e。同理，後音共享原則使 (27c, d) 中的 ə 得到了 [－高、＋後] 的特徵值，因此，(27c, d) 的 ə 便變成了 o。總而言之，後音共享原則說明了爲何 ə 會變成 e 或 o 的主要原因。

現在且拿閩南語的雙元音結構來與國語做比較。除了鼻化元音之外，閩南語有六個元音，而且每個元音都有區辨語義的功用：

(28)

a.	i	i_{33}	「玩」	d.	u	u_{33}	「有」
		pi_{53}	「比」			ku_{53}	「久」
b.	e	e_{55}	「搖」	e.	ɔ	$ɔ_{55}$	「黑」
		pe_{33}	「爸爸」			$hɔ_{53}$	「虎」
c.	a	a_{55}	「阿」	f.	o	o_{13}	「蚵」
		sa_{55}	「拿」			ho_{53}	「好」

然而就雙元音的結構而言，閩南語與國語的差別非常的大，因爲閩南語是基於後音的異化原則，也即雙元音內的兩個元音不可以含有相同的後音特徵值：

(29) 後音異化

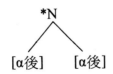

因此，閩南語不允許(30)中的雙元音形式，因為他們都含有相同的後音值：(30a)同為 [＋ 後]，而(30b)同為 [－ 後]：

(30)

    a. *ou   *uo

    b. *ei   *ie

另方面，只要不含相同後音值的雙元音都可以（註八）：

(31)

a.	iu	iu_{13}	「油」
		kiu_{13}	「球」
b.	ui	ui_{33}	「胃」
		kui_{53}	「貴」
c.	io	kio_{13}	「橋」
		$tsio_{31}$	「照」
d.	ue	hue_{33}	「會」
		tue_{31}	「跟」

如果用圖來表示，國語像 (32a)，閩南語像 (32b)：

(32)

a. 國語的雙元音結構   b. 閩南語的雙元音結構

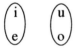

由於結構上的全然不同，使閩南人唸國語時會有很多簡化或脫落的現象，形成有趣的台灣國語之特色，如：

(33)

			國　語	台灣國語
a.	ou → o	「歐」	ou	o
		「樓」	lou	lo
b.	uo → o	「我」	uo	o
		「國」	kuo	ko
c.	iou → iu	「油」	iou	iu
		「秀」	ɕiou	ɕiu
d.	ie → e	「葉」	ie	e
		「演」	ien	en
e.	ei → e	「杯」	pei	pe
		「給」	kei	ke
f.	uei → ui	「爲」	uei	ui
		「退」	t'uei	t'ui

　　閩南語籍的人士容易把國語的「歐洲」唸成〔o tso〕，把「加油」唸成〔tɕia iu〕，便是因爲這兩個方言的元音結構不同之故。音韻結構既然是我們語言知識的一部分，很自然的，音韻結構的差異會反映在語言的學習與使用之上，這正好說明：音韻行爲是有心理的真實性爲基礎的。

(二)閩南語的鼻音現象

1. 鼻音的分佈

　　前面說過，閩南語有六個口元音和四個鼻化元音，而且他們有辨義的功能：

(34)

i_{33}	「玩」	$\tilde{i}_{33}$	「院」
pi_{53}	「比」	$p\tilde{i}_{53}$	「扁」
e_{55}	「搖」	$\tilde{e}_{55}$	「嬰兒」
pe_{33}	「爸爸」	$p\tilde{e}_{33}$	「病」
ta_{55}	「焦」	$t\tilde{a}_{53}$	「擔」
sa_{55}	「拿」	$s\tilde{a}_{33}$	「三」
$ɔ_{55}$	「黑」	$\tilde{ɔ}_{55}$	「哄小孩睡覺的聲音」
$lɔ_{33}$	「路」	$n\tilde{ɔ}_{33}$	「怒」

鼻化元音只出現在開音節裡，所謂開音節，指像 CV、CGV、CVG 及 CGVG 等音節結構。除了韻尾是喉塞音之音節外，閩南語沒有像 CV̂C 之類的音節。我們認為音節尾的喉塞音，並非和 p、t、k 一樣的音段，而只是個入聲徵性〔請參看李壬癸（民 81）、Chung（1996）〕，因此要把 Vʔ 看成與 V、VG、GVG 及 GV 一樣，是個開音節。

現在來看鼻音的分佈。首先，濁塞音（b、l、g）及鼻音聲母（m、n、ŋ）呈互補配對。濁塞音只在口元音之前，而鼻音只接鼻化元音：

(35)

a.	pi_{53}	「比」	$p\tilde{i}_{53}$	「扁」
	ta_{55}	「乾」	$t\tilde{a}_{55}$	「擔」
	kiw_{55}	「縮」	$k\tilde{i}\tilde{w}_{55}$	「薑」
	$p'wa_{31}$	「破」	$p'\tilde{w}\tilde{a}_{31}$	「判」
	$t'i_{31}$	「剃」	$t'\tilde{i}_{55}$	「天」

k'e₅₅	「溪」	k'ẽ₅₅	「窪地」	

$k'e_{55}$ 「溪」 $k'\tilde{e}_{55}$ 「窪地」

tse_{55} 「這」 $ts\tilde{e}_{55}$ 「競爭」

$ts'ya\text{ʔ}_{31}$ 「赤」 $ts'\tilde{y}\tilde{a}_{31}$ 「雇用」

swa_{55} 「沙」 $s\tilde{w}\tilde{a}_{55}$ 「山」

hya_{55} 「那兒」 $h\tilde{y}\tilde{a}_{55}$ 「兄」

b. bi_{33} 「味道」 $m\tilde{i}_{33}$ 「麵」 $*b\tilde{i}$

le_{13} 「犁田」 $n\tilde{e}_{13}$ 「晾（乾衣物）」 $*l\tilde{e}$

ga_{13} 「牙」 $\eta\tilde{a}_{53}$ 「雅」 $*g\tilde{a}$

複合元音（VG、GV）或三合元音（GVG）應同為鼻化或同為口元音，如 (36) 所示：

(36)

bwa_{13} 「磨」 $m\tilde{w}\tilde{a}_{13}$ 「鰻」 $*b\tilde{w}\tilde{a}$

law_{33} 「老」 $n\tilde{a}\tilde{w}_{33}$ 「鬧」 $*l\tilde{a}\tilde{w}$

$lyaw_{53}$ 「賠」 $n\tilde{y}\tilde{a}\tilde{w}_{53}$ 「鳥」 $*\tilde{y}\tilde{a}\tilde{w}$

其次，鼻音韻尾之前的元音不鼻化：

(37)

in_{33} 「他們」 $*\tilde{i}n$

san_{55} 「鬆」 $*s\tilde{a}\eta$

$k'yam_{33}$ 「節儉」 $*k'\tilde{y}\tilde{a}m$

第三，鼻音聲母與鼻音韻尾不能共存於同一音節，而且鼻音韻尾也不接鼻化元音：

(38)

a. $gyam_{13}$ 「嚴」 $*\eta yam$ $*\eta\tilde{y}\tilde{a}m$

lan_{13} 「難」 $*nan$ $*n\tilde{a}n$

	baŋ₃₃	「夢」	*maŋ	*mãŋ
b.	kam₅₅	「甘」	*kãm	
	paŋ₅₅	「板」	*bãŋ	

第四，鼻化元音 (39a) 及鼻音韻尾 (39b) 均會往右展延到後綴－a₅₃上：

(39)

	a.	ĩ₁₃	+	a₅₃	⟶	ĩ₃₃	ã₅₃	「圓仔」
		ẽ₅₅	+	a₅₃	⟶	ẽ₃₃	ã₅₃	「嬰兒」
	b.	kam₅₅	+	a₅₃	⟶	kam₃₃	mã₅₃	「橘子」
		paŋ₅₅	+	a₅₃	⟶	paŋ₃₃	ŋã₅₃	「板子」
		kan₅₅	+	a₅₃	⟶	kan₃₃	nã₅₃	「瓶子」

最後，某些奇特的情況下，複合詞內的鼻音也會向左展延（如 40a 及 40b）或向右展延（如 40c）。雖然這些例子均非常見的通則，但它們也顯示了鼻音在展延間反映出來的語言自覺（註九）：

(40)

	a.	tsay₅₅	+	ỹã₅₃	⟶	tsãỹ₃₃	ỹã₅₃	「知道」
	b.	bo₃₁	+	ỹã₅₃	⟶	mõ₅₅	ỹã₅₃	「嘸影」
	c.	tsya₅₃	+	nĩ₃₃	⟶	tsỹã₅₃	nĩ₃₃	「如此地」

總之，閩南語的鼻化有四個通則：(1)在開音節及閉音節中，鼻化的展延方向有矛盾。在開音節裡，左向展延是必要的，如 /bw̃ã₁₃/→mw̃ã₁₃「鰻」，但在閉音節裡，左向展延卻絕對不可以：in₃₃「他們」但是 *ĩn₃₃。(2)元音之後的元音韻尾與輔音韻尾表現大不相同：輔音韻尾不能與聲母同為鼻音，但

是元音韻尾卻必須與聲母一致（同爲鼻音或同爲口化音）。
(3) 鼻音韻尾之前的元音不鼻化。(4) 鼻音的展延方向可以是
向左也可以是向右。

2.鼻音的分析

本小節將從三個角度來探討閩南語的鼻音：鼻音的分佈、
祕密語及音節合併。

⑴語音分佈之鼻音

本文之分析首先是把CV、CVG、CGV、CGVG及CVʔ看
成開音節，而閉音節只有CVC。在同一音節裡，聲母與主要
元音構成一個鼻音範疇，而韻尾另成一個範疇：

(41)　範疇的界定

　　　a.　O　N　——→　(ON)

　　　b.　C　　——→　(C)　　　O＝聲母，N＝主要元音

　　　　　　　　　　　　　　　C＝韻尾

範疇界定之後，漂浮的〔鼻音〕特徵隨即連接到最右側
之範疇：

(42)　鼻音的連接

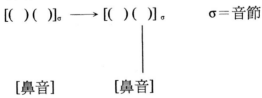

　　　　[鼻音]　　　　　[鼻音]

然後，〔鼻音〕特徵便依滲透原則，滲入範疇內之所有
的音段：

(43) 滲透原則

當一個特徵連接到某個範疇，則該範疇內的所有音段均具有該特徵。

範疇界定，鼻音連接及滲透原則三者交互運作，便足以說明閩南語鼻音的分佈現象。底下茲以幾個例子來說明：

(44)

	a.　　mw̃ã$_{13}$ 「芝麻」	b.　　ban$_{33}$ 「慢」	c.　　bat$_{31}$ 「認識」
深層結構	bua [鼻音]	bal [鼻音]	bal
範疇界定	(bua) [鼻音]	(ba)(l) [鼻音]	(ba)(l)
鼻音連接	[(bua)]$_\sigma$ | [鼻音]	[(ba)(l)]$_\sigma$ | [鼻音]	[(ba)(l)]$_\sigma$
滲　　透	[(b u a)]$_\sigma$ | [鼻音]		
緊　　喉			bat
表　面　音	mw̃ã$_{13}$	ban$_{33}$	bat$_{31}$

在 (44a) 裡，由於沒有韻尾，因此，聲母和主要元音構成單一個鼻音範疇。〔鼻音〕自然接在這個範疇上，然後滲透到範疇內的每個音段，結果是 mw̃ã。須知：鼻音之所以出現在每個音段上是因為滲透的緣故。對照之下，(44b) 則有兩個範疇，因此〔鼻音〕特徵只好連在最右側的範疇，亦即韻尾，這正好說明為什麼在 (44b) 裡，只有韻尾可以是鼻音之故。

在沒有〔鼻音〕詞素的(44c)裡，整個音節均沒有鼻音，最後入聲音節的「緊喉作用」，會迫使其韻尾變成類於無聲的輔音。

假設詞根與詞綴共組成音韻字〔參見林艷慧（1989）鼻音〕特徵會向右展延到詞綴上：

(45) 鼻音的展延

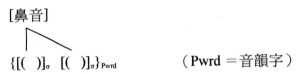

〔鼻音〕

{[( )]_σ [( )]_σ}_Pwrd 　　　（Pwrd ＝音韻字）

此規則意指：音韻字內的〔鼻音〕特徵，會由一個音節展延到另一個音節上。展延的方向則可以往左，也可以往右。例子見於 (46)：

(46)

a. ẽ_{55} ＋ a_{53} ⟶ ẽ_{33} 　ã_{53} 　「囡囝」

b. kam_{55} ＋ a_{53} ⟶ kam_{33} 　mã_{53} 　「橘子」

接後綴	(e)　　a
	      |
	[鼻音]
		ka(b)　　a
		      |
		[鼻音]

韻尾展延		ka(b)　　ba \ / [鼻音]
範疇界定	(e)　　(a) [鼻音]	ka(b)　　(ba) \ / [鼻音]
鼻音展延	(e)　　(a) \ / [鼻音]	
滲　透		ka(b)　　(b　a) \ / [鼻音]
表　面　音	ẽ₃₃　　ã₅₃	kam₃₃　　mã₅₃

在 (46a) 裡，原本只有一個鼻音範疇，但是鼻音展延使結果變成 ẽã，本質上仍然只有一個〔鼻音〕特徵。相同的道理，使 (46b) 的鼻音出現在韻尾：附加後綴之後，尾音展延使韻尾及其鼻音同時展延到後綴－a₅₃ 之上，然後滲透到其他音段，結果便是 mã 後綴的產生。

現在且看幾個有趣的案例，雖然一般的鼻音都不會展延超過詞與詞之間〔請參看 (47a)〕，然而仍然有些特殊的複合構詞中，會有鼻音展延超過詞界的例子：有些向左展延到前

一詞素如 (47b)，有些向右展延如 (47c)（註十）：

(47)

a.	twa$_{33 (31)}$	w̃ã$_{53}$		「大碗」	*tw̃ã w̃ã
	kaw$_{53 (55)}$	nĩ$_{13}$		「九年」	*kãw̃ nĩ
	w̃ã$_{33 (31)}$	iw$_{13}$		「換油」	*w̃ã ĩw̃
	kam$_{53 (55)}$	bo$_{55}$		「沒有嗎?」	*kam mõ
b.	tsãỹ$_{55 (33)}$	ỹã$_{53}$ ≈ tsay$_{33}$	ỹã$_{53}$	「知道」	
c.	zim$_{53 (55)}$	nãỹ$_{33}$ ≈ zim$_{33}$	lay$_{33}$	「忍耐」	

(47b) 及 (47c) 中的鼻化與否，屬於自由變體，完全依個人而定（註十一）。我認爲：這些人之所以會有鼻音越過詞界的產生，應該是把它們視爲音韻字。本乎此，鼻音展延的現象便可迎刃而解了。以 (47b) 爲例，鼻音展延使 ỹã$_{53}$ 的鼻音向左展延，然後滲入該範疇內之音段，導致了「tsãỹ$_{33}$ ỹã$_{53}$」的結果。

簡言之，鼻音的分佈可由三個規則來詮釋：範疇界定、鼻音連接及滲透原則。

⑵祕密語中的鼻音

鼻音的現象也可由台灣的祕密語來做進一步的見證。依李壬癸（民74），台灣的祕密語形成規則是：

(48) 祕密語

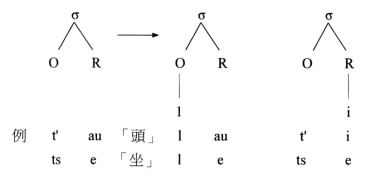

| 例 | t' | au | 「頭」 | l | au | t' | i |

| | ts | e | 「坐」 | l | e | ts | e |

明瞭了祕密語之形成規則之後，且看祕密語中的鼻化現象：

(49)

    a. sw̃ã₅₅ ⟶ nw̃ã₅₅₍₃₃₎ sĩ₅₅   「山」

          mw̃ã₁₃ ⟶ nw̃ã₁₃₍₃₃₎ mĩ₁₃ 「芝麻」

    b. pan₅₅ ⟶ lan₅₅₍₃₃₎ pin₅₅ 「班」

          kam₅₅ ⟶ lam₅₅₍₃₃₎ kin₅₅ 「甘」

細看 (49)，我們發現：原音節具有鼻化元音時，祕密語第一音節的聲母由 [l] 變成 [n] ，一如其他的 NṼ 音節，如 (49a)。如果原音節含有鼻音韻尾 (49b)，則在祕密語裡，也只有韻尾才有鼻音。這種現象是很自然的，其鼻化過程見於 (50)：

(50)

    a. mw̃ã₁₃ ⟶ nw̃ã₁₃₍₃₃₎ mĩ₁₃ 「芝麻」

    b. kam₅₅ ⟶ lam₅₅₍₃₃₎ kin₅₅ 「甘」

深層結構	bua [鼻音]	kab [鼻音]
範疇界定	(bua) [鼻音]	(ka) (b) [鼻音]
鼻音連接	(bua) | [鼻音]	(ka) (b) | [鼻音]
祕 密 語	(lua) (bi) | | [鼻音] [鼻音]	(la) (b) (ki) (l) | | [鼻音] [鼻音]
滲 透	(l u a) (b i) \\/ \/ [鼻音] [鼻音]	
表 面 音	nw̃ã₃₃ mĩ₁₃	lam₃₃ kin₅₅

由於祕密語的形成與原音節之有否韻尾關係極密，是以我認為祕密語必定形成於音節構成之後。當範疇界定之後，(50a) 原來的音節便只有一個範疇。於是祕密語形成之後，其第二個音節也只有一個範疇。然後，範疇內的每個音段由於鼻音滲透之故而成為鼻化。比較之下，(50b) 的原音節有兩個範疇。因此，鼻音連接把〔鼻音〕連到最右側（即韻尾），使韻尾成了鼻音。然後祕密語才形成，其餘可依前述類推。結果，(50) 的祕密語裡有了兩個閉音節，均有鼻音韻尾。

⑶音節合併

　　閩南語有音節合併的現象：兩個音節會合併成一個音節，如 $tsa_{53(55)}$「早」＋ $k'i_{53(55)}$「起」(si_{13})「時」→ $tsay_{55}$ (si_{13})「早晨」。鼻化現象也可從音節合併中獲得啟示，在這方面，值得探討的特性是：(1) 鼻音的穩定性，及 (2) 鼻音異化。且看 (51) 中的語料：

(51)

  a. $/bin_{33}$ ＋ $a_{53}/$ $tsay_{31}$ → $m\tilde{y}\tilde{a}_{33}$ $tsay_{31}$ 「明天」

  b. $/tsa_{53}$ ＋ $n\tilde{i}_{31}/$ ho → $ts\tilde{a}\tilde{y}_{53}$ ho_{53} 「很好」

  c. $/\underset{\sim}{m}_{31}$ ＋ $t'a\eta_{33}/$ → $ba\eta_{33}$ 「不要」

  d. $/s\tilde{y}\tilde{a}_{55}$ ＋ $la\eta_{13}/$ → $sya\eta_{53}$ 「誰」

　　由 (51a) 及 (51b) 可知：〔鼻音〕很有穩定性，因此當它所依附的音段遭到刪除之後，〔鼻音〕特徵依然存在，然後再連接到合併音節之最右側的範疇，亦即整個音節。值得一提的是：(51a) 中的鼻音來自於 bin_{33}「明」的韻尾，而 (51b) 的鼻音來自第二音節的鼻化元音。但它們在穩定性的表現上卻完全一致，這種現象顯示「鼻化元音和鼻音韻尾的鼻音是相同的」。

　　鼻音異化見於 (51c) 及 (51d)。在 (51c) 中，本來有兩個〔鼻音〕特徵：一個是鼻音韻母，另一個是 $t'a\eta$ 的韻尾。其後鼻音連到最右側的範疇之後，前一個〔鼻音〕特徵則消失了，因為閩南語有單鼻音的條件：每個音節至多只可以有一個鼻音特徵（註十二）。

(52) 單鼻音限制

  $*[(+\ N)(+\ N)]$。

觀察 (51c) 最重要的啓示是：元音化的鼻輔音，其〔鼻音〕特徵並非事先就連接著的。因此，當它沒有得到〔鼻音〕時，它便現出本來的面目：濁塞音。這個現象表示：閩南語所有的鼻音都是演變而來的。這也說明先賢把 b、l、g 看成是和 m、n、ŋ 同一音位是頗具睿智的。

3. 小結

綜看閩南語的鼻音現象，可以總結如後：(1)閩南語本來是沒有鼻輔音的，所有的鼻輔音都因爲 b、l、g 分別得到[鼻音]特徵的原故。(2) 閩南語不允許聲母與韻尾同爲鼻音，因爲這違反了單一鼻音律。(3) 鼻音的賦加首先是由最右邊的語音範疇開始，所以鼻化元音絕不可能配鼻音韻尾。以上這些特性，均反映在鼻音的分佈、祕密語及音節合併之上。

3 音韻學與語言病理學

在語言治療及特殊教育的領域裡，關於語音方面的病例主要是構音異常（articulation disorders）。一般而言，構音異常是指發音無法正確的發出某些特定的音素，以致影響了其溝通功能。構音異常又可粗分爲兩種，其一是結構性的異常，通常是由於身體發音器官上的功能異常，諸如兔唇、裂顎、智能不足或重聽等原因，導致某些音唸不好。另一種是功能性的構音異常，發音者身體器官上並無嚴重毛病，但就有某

些音無法清楚的唸好。

　　從音韻學的角度來看，構音異常有兩個層次。第一個層次是語音上的構音異常。前面說過，所謂語音是指實際上唸出來的音值，例如有許多構音異常的患者會把ㄉ唸成介於ㄌ與ㄋ之間的音，聽起來像個齒槽舌尖的擦音，有點鼻化；不是與患者熟識或經常與之溝通者，很難認出該音之音值。又有些構音異常者會過度鼻音化，如以前史豔文布袋戲集中的「真假仙」便有過度鼻化的症狀：把 ka₃₁ i ₃₃ kĩã₃₃ tsau₅₃「把他驚走」唸成 kʰã ĩ kĩã sʰãũ，這種語音上產生音值誤差、扭曲或變形的現象是為語音層次上的構音異常。

　　第二種是音韻層次上的構音異常。這種異常的特性是扭曲或變形的音段與該音段所代表的音位之間呈現極其有規律的對應，因此就語音系統而言，這些對應只是不同音韻規則的運作程序所導致的不同結果。我們以 Haas（1963）所報告的 Kevin 做例子來說明語音與音韻的不同。

　　Kevin 是位六歲半，並無發音器官異常的個案，他能使用很長的句子，顯示語法知識的充足。他也會唸含有多個輔音的英語單字：

(53)　Kevin　[teʷin]　　　was　[wəz̠]　　　up　[ɑp]

　　　　once　[wʌns]　　　green　[tiːn]　　　good　[dud]

　　　　time　[tɑim]　　　fish　[ɟiθ]

　　把上面的異常音取之與正常的英語音段做個比較，便會發現其語音與音韻之間的對應是：

(54)　　　　　　語音　　　　　　　音韻

　　　　　　p　　　t、d　　　　　p　　　　t

　　　　　　m　　　n　　　　　　m　　　　n

　　　　　　θ、s、z　　　　　　　　　　s

　　　　w　　　　　　　　　w

換言之，對Kevin而言，至少有底下三個音韻規則的運作：

(55)

　　a.　f　→　t　　　fish　　　[tis]

　　b.　ð　→　d　　　that　　　[dæ]

　　c.　θ　→　s　　　mouth　　[nɑːs]

　　　　š　→　s　　　fish　　　[tis]

　　　　ts　→　　　　friends　　[ents]

　　由於Haas所提供的語料很有限，無法更進一步的詳加探討，然而僅就前面的分析來看，構音異常者也具有常人的語音知識，雖然他無法準確的唸出像 f、ð、š、θ之類的音段，但是他明顯的掌握了 (55) 中的音韻規則，因此某種程度上而言，具有音韻層次的構音異常患者，在溝通上並不會有太大的困難。

　　後來 Ingram （1989）更詳細的把患者做個歸類：功能上的構音異常、智障者、重聽者、唐氏兒以及顎裂患者。然後就各類患者所具有音韻層次構音異常的語音加以分析，發現無論哪一類的構音異常患者，他們在音韻上均展現了系統性和相關性。換言之，他們的音韻知識使他們能把語音上與音韻上的音段做很有系統的對應。例如：Ingram （1989）引用

Bangs（1942）對五十三位智障兒童的語音／音韻對應表：

表1-1　五十三位重度智能不足之學生對音的代替現象 (Bangs,1942)

過　　程		（學童使用之替代比例）%		
		字首	字中	字尾
1. 滑音化：	r → w	（60%）	（34%）	（15%）
	l → w	（19%）	（13%）	——
2. 圓唇化：	θ → f	（49%）	（38%）	（36%）
3. 舌根音移前：	k → t	（25%）	——	（ 8%）
	ŋ → n	——	——	（15%）
4. 持續變塞音：	v → b	（23%）	——	——
	θ → t	——	（32%）	（9%）
	ð → d	——	（43%）	——
	s → t	（13%）	——	——
	j → d	——	（ 9%）	——
5. 顎化音移前：	š → s	——	（15%）	（15%）
	č → ts	——	（13%）	——
6. 爆擦音：	z → s	（11%）	——	——
	θ → s	——	（21%）	（13%）
7. 元音化：	r → 元音			（11%）
8. 字尾輔音的刪除				
塞音刪除：	d→∅			（40%）
	t→∅			（23%）
	k→∅			（23%）
	g→∅			（13%）
	p→∅			（19%）

　　這種對應顯示了兩種意義。第一，構音異常只要是音韻層次上的，就表示患者具備與常人一般的音韻知識；換言之，他們也掌握了該語言的音韻系統，雖然語音上有所偏差，會導致溝通上的困難，但音韻與語音之對應是很有規律的。第二，語音上的異常可能是器官上的缺陷所引起的，而這種缺憾並不妨礙語言知識之獲取，只是器官上的缺陷會使構音異常者產生溝通的不良，然而他們的心智或語言知識上，與正常人並沒有太大的區別。

　　音韻分析上的這些發現，相信會對語言治療的理念有所影響。更具體的說，語言學上的貢獻應該是在於診斷上面，唯有瞭解這些語音與音韻上的對應，才能在實際治療上訂下癒治程序與步驟，然後依每位患者之需要，逐步驅除其病癥。

　　目前國內對構音異常的研究僅止於語音異常，尚未有系統的對音韻與語言之間的差異在構音異常上的表現進行進一步的比對分析，可見就構音異常與音韻知識之間的相關性而言，尚有必要有更多研究的投入。

4 結語

　　前面我們從漢語的語音描述、音韻與語音的區別、漢語的音韻系統，以及音韻學與語言病理學等四個角度來對漢語的音韻系統做個具體而微的檢視，結論是漢語的音韻是語言

知識的一部分，因此每個音韻單位、層面、規則與現象均反映我們的心理真實性。另方面，音韻學的研究足以供我們理解語言病理上的構音異常之由來，除了器官之缺陷而產生的語音層面的構音異常之外，音韻上的構音異常應該可以判斷出來，並能從學理與臨床之結合上獲得治療方法，以治療音韻上構音異常之病患。

　　本章雖只是就漢語的音韻系統做個簡單的概述，但其初衷依然是希望這篇初步的探索與討論能對未來語言病理學之研究或發展有所啓示與貢獻。

本文之作得感謝蔣經國學術交流基金會編號 CKF20121 與國科會 NSC86- 2411-H-017-001 之資助，特此致謝。同時感謝曾進興教授的校閱與指正。

❀ 註解

註一：我們用星號*表一切不合語法或不可能產生的音。

註二：有關音位的說明，且見本節之後半部。

註三：「煙」（文讀）閩南話有人唸 [ien] ，也有人唸 [en]。依洪惟仁（民 74），[ien] 較爲老年人使用，年輕人大都用

[en]，可見語言正逐漸變化中。

註四：所謂異化限制是說構成複合元音的兩個元音不能有相同的〔後〕音特徵值，換言之，前元音i只可以配後元音，因此我們有io（如kio「橋」），但不可能有*ie。同理，後元音 u 只配前元音，因此閩南語有 ue（如 hueʔ「血」），但沒有*uo 韻〔更詳細的討論，請見 Chung（1996）〕。

註五：爲方便討論，暫不把只出現於 ts、ts'、s 等輔音之後的 ɨ 納入。

註六：依語音的實際音值，「衣」應唸 [yi] 而「屋」應是 [wu]，在此先不談高元音之前的滑音現象〔請參見鍾榮富（民80）〕。但依大陸的《新華字典》，「喔」注音是 [o]。但「喔」字在台灣中華書局出版的《辭海》上注音是[ㄨㄛ]或[ㄛ]，如果是前音，應該是 [uo]，後音則是 [o]。

註七：更明確的說，tɕ、tɕ'、ɕ 是由 ts、ts'、s 顎化而來的。

註八：閩南語沒有*oi及*eu是因爲另有其他因素，請詳見Chung（1996）。

註九：(40a-b) 的語料取自王旭〔1993：3, (6)〕。

註十：忍耐的「耐」詞素本來應是 nãỹ，因此在 zim nãỹ 中，沒有鼻音展延的現象。但是 (47c) 取自王旭（民82），在他的方言裡，「忍耐」本是 / zim lay /，鼻音韻尾向右展延而成 zim nãỹ。我們取用這個例子，旨在說明我們的分析也可以用來解釋這種鼻音向右展延的個案。

註十一：迄今無任何方言記載有系統的鼻音化，因此這些用字

之鼻化，純粹是個案，而非通則。

註十二：有關單鼻音限制的心理基礎，見頁 19-20 之討論。

參考文獻

李壬癸（民 81）：閩南語的鼻音問題。中國境內語言暨語言學論文集。台北：中央研究院歷史語言研究所。

洪惟仁（民 74）：台灣河佬語聲調研究。台北：自立晚報出版社。

鍾榮富（民 80b）：當代音韻理論與漢語音韻學。國科會專案研究報告（NSC-80-H017-01）。

Bangs, J. (1942). A clinical analysis of the articulatory defects of the feeble minded. *JSHD, 7,* 343-356. Cambridge: Blackwell Publishers.

Chomsky, N. & Halle, M. (1968). *The Sound Pattern of English.* New York: Harper & Row.

Chung, Raung-Fu (鍾榮富) (1991a). Phonological knowledge in English teaching. Papers from The 7th Conference on English Teaching and Learning in the R.O.C., 313-326. Taipei: The Crane Publishing Co. Ltd.

Chung, Raung-Fu (鍾榮富) (1996). *The Segmental Phonology of Southern Min in Taiwan.* Taipei: The Crane Publishing Co. Ltd.

Clumeck, H. (1976). Patterns of palate movements in six languages. *Journal of Phonetics, 4,* 337-351.

Haas, W. (1963). Phonological analysis of a case of dyslalia . *JSHD, 28,* 239-246

Ingram, D. (1989). *First Language Acquisition: Method, Description, and Explanation.* Cambridge: Cambridge Universtiy Press.

Kenstowicz, M. (1994). *Phonology in Generative Grammer.* Blackwell Publishers.

Ladefoged, P. (1982). *A Course in Phonetics* (2nd ed.). Harcourt Brace Jovanovich Publishers.

Li, J. K. Paul (李壬癸) (1985). A secret language in Taiwan. *Journal of Chinese Linguistics,* 91-121.

Lin, Yen-hwei (林豔慧) (1989). *An Autosegmental Treatment of Chinese Segments.* Ph.D. dissertation, University of Texas, Austin.

Solé, M. J. & Ohala, J. O. (1991). Differenttiating between phonetic and honological processes: the case of nasalization. *Proceedings of the 12th International Congress of Phonetic Sciences, 2,* 110-113. Ais-en-Provence.

Wang, Samuel (王旭) (1993). Nasality as an Autosegment in Taiwanese. Paper presented at The First International Conference on Languages in Taiwan, March, National Normal University, Taiipei.

第二章

國語語法的習得歷程

張顯達　著

1 導言

　　人到底具有什麼樣的能力，使得我們在童年時期能以短短幾年的時間習得任何不同的語言？這是一個充滿挑戰的問題。一方面，兒童的語言習得如同其他的自然界現象，有著穩定的發展順序。嬰兒呱呱墜地，伴隨著一顆顆牙齒的出現，「媽媽」、「爸爸」、「狗狗」，各種不同的話逐一出現自嬰兒的口中。慢慢的，語句增長，結構形式日漸複雜。五、六年之後，兒童已經可以跟父母天南地北的對談，語言系統隱然成形。這樣的過程，如植物的開花結果，暗示著背後是由某種的生理機制所帶動。也就是說，先天的賦予支配著整體的語言發展。可是，另一方面，語言習得的最後結果卻又是決定於後天環境。語言不是一顆蒲公英的種子，只要飄落到泥土中，就會發芽、長葉，開出與母株同樣顏色的花朵。我們都知道，美國華裔移民的第二代，外表雖然還是黃皮膚、黑頭髮，但他們的第一語言往往是英語。這兩個並置的事實，成為建構語言習得理論的重點。

　　在這個議題上，近三十年來，國外的學者提出了各種不同的假設與理論。這些著作中，跨語研究（crosslinguistic study）扮演著一個非常重要的角色。跨語研究的出發點是：人不分種族，在語言習得上，其所有的先天賦予都是一樣的。

因此，不同語言在習得過程中的差異，是人類先天能力與語言的獨特性（language specific properties）的互動結果。而其共同之處，則是來自語言之間的普遍性（language universals）。這類研究主要是透過不同語言習得過程的對比，從其中的異同去瞭解這項工作的本質，再推論出它需要的先天能力。在這樣的觀點下，個別語言的習得研究，不再是孤立的個案，只有當地人（native speakers）才感興趣。任何一個語言的習得報告，不管使用它的人口有多少，影響力有多大，都同樣能夠提供證據，能讓來自不同國度的人進一步地瞭解在語言習得過程中，先天賦予和後天環境的互動關係。

本文基本上是採用這種跨語研究的方法來討論國語語法習得的歷程。除了介紹國語習得的相關文獻外，更希望能讓讀者對語言習得的本質有進一步的瞭解。在下一節，我們會先討論語言習得的天賦問題。接著，我們會介紹國語習得歷程的研究成果，以及分析與英語相異的地方。最後是討論國語習得的獨特問題。

② 語言習得的天賦問題

對大多數人來說，語言就像空氣一樣，它「本來」就在那裡。張開嘴巴，便可以呼吸空氣，也可以說話。但其實，一個人能夠說話，是需要有很多的生理與認知條件的配合。

一個完整的口腔、呼吸系統與聽覺系統，是能產生語音的先決條件；物體恒存、因果關係、手段使用等認知結構，也是說話的基礎。不過，這些條件的存在，並不能自動帶給孩童語言。這是因為語言是一個獨立自主的溝通符號系統。語言所呈現的是我們的世界，但呈現的形式卻不必由內容所決定。舉例說，我們不需要加快說話的速度以表達「快」這個觀念。因此，兒童所面對的是一個「解碼」的問題。對於兒童而言，成人說的話，就好像一組一組有待解讀的密碼。解讀的方法，就是建立一個語法系統。可是地球上存在的語言超過三千多種，也就是說一個孩童可能面對的母語，有三千多種可能。孩童是如何去掌握各種語言的文法規律呢？我們是擁有甚麼能力去進行這種「解碼」的工作呢？

在探索這個問題之前，我們首先要認清語言習得工作的本質。兒童的語言雖然看來常常是在模仿成人，但它的本質並不是模仿性的。我們在研究中記錄了非常多的「創新」用法：

小孩：車車跌倒（情境：電視中出現車禍的鏡頭／於1；10）

小孩：毛巾在游泳（情境：毛巾飄在浴缸中／於2；0）

小孩：車車在發呆（情境：車子在紅綠燈前停著／於2；6）

小孩：蝴蝶馬（情境：電視中出現一匹飛馬／於3；0）

這些用法顯然不是模仿成人的某些話，因為成人是不會這樣說的。這些話，代表著兒童語言的創造性與系統性，也就排除了行為學派的刺激／反應看法。

早期的語言發展研究，大都追隨皮亞傑的認知發展觀點，

認為語言只是人類許多符號性活動的其中一個表徵，因此語言發展的歷程就如同其他的認知發展一樣，是一個認知結構與環境互動的過程。「解碼」的問題，並不是討論的重點。而在近期的文獻中，學者對「解碼」能力有二種不同的主要看法。第一種是以 Chomsky（1981）為代表的「參數設定理論」（parameter setting）；另一大類是學習與建構理論，其中包括了 Pinker（1984）以及 Slobin（1985）的習得模式。「參數設定理論」認為一般智能發展的模式無法說明兒童如何獲得成人的語法系統。其理由有三：

1. 語法規則十分複雜，非兒童的一般智能可觀及。
2. 成人說的話經常是片斷、不完整的，並不能提供兒童足夠的分析線索。
3. 成人並不會常態性的糾正兒童所呈現的語言問題。

因此兒童的語言學習環境是不理想的：他們只有少量語料可供運用，學習過程中又不一定能透過與成人的互動獲得答案。在這些條件下，這個「不可能完成的任務」只有依靠先天賦予、基因遺傳的語言知識來完成。Chomksy 認為人類遺傳的語言知識是一套具體的「普遍語法」（Univeral Grammar, UG）。UG 是一個形式系統，涵蓋人類語法的各種可能性。系統中有多項參數可設定，如主要語在首（如名詞組的名詞是在形容詞之前）或主要語在尾（head-initial/final）。一個參數的設定會影響許多不同結構的安排（如介詞出現在名詞組前或後），所以不同參數設定的結果就是各種語言在形式架構上表現出的差異。在「參數設定理論」中，兒童的主

要任務就是從少量的語料中，判斷母語的參數設定值。

對於人類遺傳的語言知識的具體內容，持學習與建構觀點的學者有不同的看法。基本上，這些學者認為兒童在整個習得過程中，扮演著一個較主動的角色。因此，兒童不必擁有具體語法形式系統的語言知識，他們需要的是一些學習原則和約束，使他們在「解碼」過程中，不必作漫無目的的推測。Slobin（1985）提出了一個「語言建構能力」（Language Making Capacity, LMC）模式。LMC包含了多種的語法建構原則和一個核心的「兒童基本文法」（Basic Child Grammar）。語法建構原則是有關學習過程中兒童整理、儲存語料的方式，如注意語句的最後一個音節－ OP（attention）：End of Unit（p.1166）。透過這些原則，兒童可對成人的語料作較有系統的分析。LMC中的「兒童基本文法」並不是像UG的具體。它是提供兒童「可文法化的觀念」（grammaticizable notions）：在談話情境中，哪些觀念有可能是成人要表達的？語言之間必定要表達的觀念不盡相同。習英語的兒童要注意名詞的單複數，習希伯來語的還要照顧性別，但習國語的都不用。因此，「兒童基本文法」只是一條引線，讓兒童看看自己的母語是否在這些觀念上做某種標記。

Pinker（1984）的「語意先導自學模式」（Semantic Bootstrapping Hypothesis）認為形式語法的學習基礎是來自語言情境的語意關係。舉例說，主語這個語法觀念，不一定是要標記事件中的主事者，但卻是最常見到的。因此，Pinker 認為在開始的時候，兒童是用語意關係——如以主事者來尋找母

語中主語呈現的方式。如果兒童聽到「貓咬狗」又看到一隻貓在咬一隻狗，從「貓」是主事者的身分，兒童會推論國語的主語是出現在名詞之前的。不過，「語意先導自學模式」認為語法中的形式架構的確十分複雜，兒童不可能進行深入的分析。因此，推論「主事者即是主語」的知識也是先天賦予的。在文獻中還有許多不同的語法建構理論，不過，這些理論之間的差別，只是在於先天語言知識的比重與具體細節。簡單的說，認為兒童在習得過程中參與得多，先天的語言知識的要求就降低；相反的，如果認為兒童的能力不足以完成任務，先天的賦予就多了。

③ 國語語法的習得階段

一、單詞階段

大部分的幼兒，在滿週歲前後就開始說一些單詞。這些話，大都是由一個或兩個音節，以子音加母音的形式出現（CV 或 VC）。在此之前，嬰兒也會發出各種聲音，但通常是沒有穩定的音韻結構，也沒有明顯的溝通意圖。因此，很多學者都以單詞作為語言習得的出發點（註一）。在這個階段，「單詞」負載著許多的表達功能。幼兒的「車車」不只

是一個名詞，它可以代表「車子來了」，也可以是「這是一部車子」。就某個角度來說，這些單詞具備了「句子」的地位（McNeill, 1970）。Greenfield 和 Smith（1976）在分析英童的單詞時（註二），以說話時的情境訊息來判斷語句的語意，整理出下列的語意關係類別與發展順序：

　　張欣戊（民74）採用上述的架構去分析四名一歲多幼童的單語使用。他的結果顯示習國語幼童在這些語意類別的發展順序，與英童並無重大差異。國語與英語在這方面的共通點，可以理解為在真正進入文法系統之前，認知發展在幼兒語言使用的反映。從上面所顯示的順序來看，幼兒先會表達的是個人的意願，然後擴展到外在事物的狀態與轉變，人物之間的關係，以及對整體情境的感受。

二、語法發展階段與平均語句長度

　　語法是指句子中詞與詞之間的關係與規律。因此，當兒童的語句出現了雙詞時，我們才具有語料基礎來討論兒童語法習得的問題。我們面對的第一個問題是如何把雙詞之後的語法發展分期。在 Brown（1973）的英語習得研究中，語法的階段是以兒童的平均語句長度（MLU）為分界，共分為五個階段，每個階段都有它的發展特徵。

表 2-1　單詞的發展（採自 Greenfield & Smith, 1976）

發展次序	大　類	細　　　　　目
1	行動功能	行動語（performative）： 伴隨某些行爲而來，並無特別意義。
		意願語（volition）： 表達意願，如「不要」。
		意物語（volition object）： 表達意願。
		指物語（indicative object/naming）： 指出物體名稱，如指著狗說：「狗狗。」
2	人物與動作	主事者（agent）： 主事的有生命體。
		主動語（action or state of agent）： 主事者的動作或狀態。
		受事（dative）： 受動作影響的有生命體。
		物動語（state of object）： 物體的動作或狀態。
3	人物之間	聯想物（associated object）： 由情境或物體所引發聯想而來的物體。
		聯想者（associated animate entity）： 由情境或物體所引發聯想而來的有生命體。
		位置（location）： 人或物的相對位置。
4	情　　境	情境修飾語（event modification）： 形容或修飾整體情境的話。

表 2-2　Brown 的語法發展階段

階段	MLU 值	估算年齡*	語　法　發　展　特　徵
1	1.0 -1.99	1; 6 -2; 2	Semantic roles and syntactic relations
2	2.0 -2.49	2; 3 -2; 6	Grammatical morphemes and modulation of meaning
3	2.5 -3.24	2; 7 -2;10	Modalities of simple sentences
4	3.25-3.74	2;11-3; 4	Embedding
5	3.75-4.25	3; 5 -3;10	Coordination

註：此處資料是採自 Miller（1981）。

　　MLU的計算方法是從兒童的自發性語料中，取一百個語句為樣本，以詞素為單位，算出每句的平均長度。張顯達（民84）曾就MLU在國語的適用性問題進行探討。結果發現MLU較能反應四歲以下兒童的語言能力，它的使用上限大約是在3.5。至於國語語法發展階段能否適合以 MLU 作分期，則仍然在探索之中。

三、雙詞階段

　　在英語語料中，單詞出現之後的半年左右，幼童就產生一些雙詞的組合，如「daddy car」。這些雙詞因為少了必需的曲折詞素，而難以使用成人的形式文法（如主語、賓語）去進行分析。因此，Brown（1973）透過語意分析，從十八位英童的雙詞語料記錄中，尋找出八種語意組合關係，共涵蓋了百分之七十的語料。這樣的結果顯示早期的語言系統，

可能是以語意關係爲組織單位。Brown 認爲這是一個普遍的
現象，它是代表兒童在感覺—動作時期（sensory-motor per-
iod）對外在世界的認知。因此，我們應該在其他語言的習得
過程裡，找到相同的結果。

表 2-3　Brown 的雙詞語意組合關係

語 意 關 係	Semantic relations	例　　句
主事者＋動作	Agent ＋ Action	「daddy eat」
動　作＋受事	Action ＋ Object	「eat cookie」
主事者＋受事	Agent ＋ Object	「daddy cookie」
動　作＋方位	Action ＋ Location	「throw me」
實　體＋方位	Entity ＋ Location	「doggie bed」
物　主＋屬物	Possessor ＋ Possession	「daddy shoe」
實　體＋屬性	Entity ＋ Attribute	「big doggie」
指　示＋實體	Demonstrative and Entity	「this cup」

　　Braine （1976） 對上述的看法持有保留的態度。他認爲
這個階段的兒童能掌握的語意概念並不如 Brown 所推論的完
備。「吃漢堡」的確是可以用「主事者＋受事」來分析，但
「還要車車」這個雙詞語句，分析爲「動作＋受事」就不太
適當。Braine 認爲兒童所掌握的，只是「還要＋X」這樣的
一個公式，以表達需要更多車子的想法，他們不太像是擁有
更抽象的「動作」觀念。爲了避免高估了兒童的語言能力，
Braine 提出了兩個大原則，來決定兒童語料中所可能呈現的

規律：

1. 詞序的一致性（positional consistency）

2. 生產性（productivity）

Braine 使用這些原則，分析了十一個兒童的語料。其中包括英語、瑞典語、希伯來語等不同語言。從這些語料中，他尋找出八種常見的組合，並稱之為「限定範疇公式」（limited scope formulae）：

1. Identifying（指物）

2. Property-indicating（屬性）

3. Possession（擁有）

4. Recurrence（重現）

5. Disappearance（消失）

6. Negation（否定）

7. Locatives（處所）

8. Actor/action（主事者／動作）

在國語方面，程小危（民 75）以同樣的架構觀察七位一歲半左右的幼童，採集他們在一年間所產生的雙詞語料。基本上，他的結果與 Braine（1976）的結果相同。其中，「主事者＋動作」的關係組合，在發展過程中，擴展的最快。程氏特別提到在這些雙詞語料中，出現了類似「受事＋動詞」的組合（如「嘴巴看看」以表示「看看嘴巴」）。這種組合是對「語意關係為雙詞組合的基本法則」這種看法構成挑戰。雖然我們不能斷言「受事＋動詞」的由來，但國語中的「把＋受詞＋動詞」（如「把杯子拿開」）與「主題－評論」（

topic-comment，如「這個杯子不能拿」）結構，都可能構成某種影響。依 Braine 的觀點來看，這個階段的兒童，已經注意到某些詞的順序問題。雙詞組的規律，不只是由語意關係來支配，形式結構也同時產生作用。

四、簡單句以及後期的語法發展

國語因為毋須使用詞尾的曲折變化來呈現情貌時態，所以「給你」或「媽媽吃」這樣的雙詞語句，可能是出自成人的嘴裡，也可能是兩歲幼童的話。因此，也有學者認為在單詞之後出現的，應該稱為簡單句（許洪坤，Hsu，1996）。這種不同的看法，不只是在語料分析上的差別，更重要的，是對整個發展歷程有不同的假設與推論。主張稱為雙詞的，基本上是認為早期的兒童語言系統，在形式結構方面，可能與成人的不同。在習得過程中，早期系統與後期的不見得有一個平順的過渡，因此過渡的問題也成為這種語言習得理論的一個重點。而稱之為簡單句的，則認為在描述層次上，某些雙詞和簡單句是難以區分的。如果缺乏表面證據，我們就不宜過度的猜測背後的過程。因此許洪坤（Hsu, 1996）根據他在一九八五年到一九八七年間所蒐集的兒童語料，提出了一個單詞－簡單句－包接子句－複雜句的四階段模式（見表2-4）。

表 2-4　國語語法發展階段（註三）（Hsu，1996）

階段		年　歲	例　　　句
1	單　詞 one-word	1;0 - 1;6	車車
2	簡單句 simple sentence	1;7 - 1;10	超人給你 擦藥藥
3	包接子句 embedded sentence	1;11 - 2;6	這是小阿姨綁的 我要爬給媽媽看
4	複合句 I compound sentence I	2;7 - 4;2	你給我，我就給你 吃完這個蛋糕，就吃 這個蛋糕
	複合句 II compound sentence II	4;3 - 6;0	如果你認識我弟弟， 就行了 只要姊姊安安靜靜， 就好了

　　這個模式的第一個特點就是在單詞之後，即為簡單句。這個做法的主要理由是因為國語毋須使用詞尾的曲折變化，來呈現情貌時態，名詞也不一定要配上冠詞。所以，「媽媽吃」、「給你」都是合乎成人標準的語句，也就是簡單句。第三階段的包接子句，可以說是語法上的形式結構呈現得較清楚的時候，因為我們無法單以語意關係組合的擴充來說明這些語句的產生過程。接下來的第四階段，主要表現是複合句的使用。在開始的時候，複合句中兩部分的關係是以語句的順序來呈現，連接詞要在較晚的時候才出現。

　　參考 Brown（1973）英語習得的相關歷程（表2-2），我們發現習國語的兒童好像走的比較快。他們在兩歲之前就能說簡單句，最晚在兩歲六個月的時候，便開始使用包接子句，比英童提早了差不多一年。相對於國語構詞法中無曲折變化的特點，文法詞素是英童學習的一個重點（在 Brown 的第二階段）。看來這個差別是影響整體發展的一個因素。再舉例說，國語中「昨天你打他，今天他打你」的「你」，既是主語也是受詞；「打」不管是過去未來，都是同樣的「打」。這些語法上的訊息，都不透過構詞形態變化來表現。就以這一點來說，習國語兒童的學習內容是比較簡單的。但禍福相依，這些優勢在別的層面上卻是一個干擾。相關的討論我們將在第五節繼續。

④ 其他的語言發展：否定結構與疑問句

一、否定結構的習得

　　英語的否定結構是呈現於助動詞上（do 或其他助動詞加 not）。因此，否定結構的習得必然是在助動詞的使用之後。Bellugi（1967）指出英語否定句的習得是經過三個階段：首先，否定詞（no 或 not）加在語句之前；接著，「no」、 「not」、「can't」、「don't」這些詞出現在語句中間；最後才是使用成人的形式。

表 2-5　英語否定結構的習得歷程（摘錄自 Bellugi, 1967）

階段		MLU 值	例　　句
1	否定詞＋詞組	MLU <2.25	no fall, no milk
2	助動詞＋否定詞 （如 can't、don't）	MLU 2.25 - 2.75	I can't catch you. Don't leave me. He no bite you.
3	助動詞＋否定詞 （其他）	MLU 2.75-3.5	I didn't do it. Donna won't let go.

　　國語的否定結構是以「不」和「沒有」為主。簡單的說，「不」是用於否定事物的特質、狀態和助動詞所表達之意義；「沒有」則是否定事件的完成。根據許洪坤（Hsu, 1996）的報告，最先出現的否定語句是在雙詞階段（一歲半之後），是以「不（要）＋X」和「沒有＋X」的形式。X 可以是人事物，也可以是動作或狀態，這是類似英語否定句的第一階段。而在兩歲左右，當幼童的語句中出現較多助動詞時，否定詞「不」和「沒有」就從主語句首的位置轉到主語之後─也就是和成人的形式相同。值得注意的是，雖然國語的否定詞可以直接配上動詞，而英語則必須和助動詞一起，但國語和英語的第二階段習得歷程卻都好像與助動詞的發展有關。程小危（民 77）的研究發現習國語的幼童最初是以「不

（要）」來作拒絕或不允許之用。這種意志的表達又與助動詞的本質相符。因此，我們可以推測，意志的表達是否定結構習得歷程的一個影響因素。

二、疑問句

英語的疑問句習得，因為在結構上也牽涉助動詞，而且是助動詞倒置（auxillary verb inversion），所以過程較為複雜。開始的時候，英童是以疑問語調（即上揚調）加在他們能掌握的雙詞組合上（see car?）；接著是以疑問詞（wh-word）加在名詞或片語前（Where daddy, going?）。他們要到三歲之後（MLU>3.6），才會以成人問句的形式來發問（Klima & Bellgui, 1966）。顯然，英童需要對句型結構有相當的掌握，才能瞭解其中倒置的規律。相較之下，國語的疑問句習得歷程就十分平順。程小危（民 75）與許坤洪（Hsu, 1996）分別在他們的追蹤研究中發現幼童從單詞階段到雙詞（或簡單句）的早期，主要是以語尾詞「呀」或「呢」，配合上揚的語調來發問，如以「爸爸呢」代表「爸爸在哪裡？」。在語尾詞之後出現的是「什麼」、「哪裡」，如「這個什麼」、「車車哪裡」；接著，「會不會」、「有沒有」等問句形式也出現。疑問詞問句（wh-word）「為什麼」和「誰」則是在此之後才出現。最特別的是語尾詞「嗎」，是各種疑問句中最後才出現的，在許氏的研究裡，幼童要到五歲才使用問句「嗎」。相對的，同樣是語尾詞的「呢」則是

最早出現的。「嗎」出現的比較晚，相信是與它的功能以及成人的使用頻率有關。「嗎」這個疑問詞只能配上陳述句來使用，而「呢」是與是非問句（你要不要吃糖呢？）、疑問詞問句（你去哪裡呢？）和省略問句（你呢？）。「呢」在構句上的多元性，可能使它在對話中的使用頻率增加，提高了學習的機會。不過，這個推測有待實證的考驗。

表2-6　程小危（民74）的問句發展歷程

句　　型	例　　句	MLU 值	年　　齡
句尾詞	呢、呀	1.0 － 1.75	2;2
疑問詞	什麼、哪裡	1.75 － 2.25	2;4
V － 不 － V	有沒有	2.25 － 2.75	2;8

表2-7　許洪坤（民85）的問句發展

是　非　問　句		疑　問　詞　問　句	
形　　式	年　　齡	形　　式	年　　齡
會 不 會	1;11	什　　麼	1;6
有 沒 有	2;0	哪　　裡	1;10
對 不 對	2;7	怎　　麼	2;1
好 不 好	2;9	為 什 麼	2;1
嗎	5;1	誰	2;3
		哪 一 天	4;4
		什 麼 時 候	4;7

5 國語習得的困難

　　從上面的討論，我們會產生一個印象：國語語法的發展好像比英語走的要快。以句子的形式架構來看，這是合理的。國語的動詞不必作時貌的曲折變化，代名詞沒有主賓格位的區分，因此，習國語的兒童不用花太大的工夫去分析構詞的形態規則。這一層的節省，除了將較多的記憶資源轉移到其他的語法分析外，更重要的是，減少了構詞形態變化對兒童在語句結構分析的干擾。但是，這不代表國語的習得過程是一帆風順，文獻中列舉的「錯誤」其實為數不少。Erbaugh（1992）指出，台北的幼童，在三歲前後所產生的「錯誤」最多，約佔百分之七；四歲之後，降到百分之五。許洪坤（Hsu, 1996）列出了一些值得我們去思考的兒童「語誤」：

1. 成人：爸爸家有甚麼？

   小孩：<u>打電腦</u>。　　　　　（於 2;5）

2. 成人：這個甚麼球？

   小孩：<u>打籃球</u>。　　　　　（於 2;5）

3. 小孩：我拿一<u>個蓋章</u>給你（於 2;8）

4. 小孩：叔叔<u>阿兵哥</u>去了　　（叔叔<u>去當兵</u>；於 2;6）

5. 小孩：那個時候要很危險<u>才威力</u>

   　　　　　　　　　　　　（<u>才顯出威力</u>；於 5;10）

　　這些「錯誤」都是與詞類有關。前三個例子是把動詞組當作名詞使用，後面兩個是名詞當動詞。再仔細分析，三個將動詞組作名詞用的例子，也可以說是詞彙學習過程中的斷詞錯誤。這些孩童如果能把「打」、「蓋」與後面的詞分開，就不會出現以「打電腦」作爲「電腦」的問題。但是如果他們當時的詞彙裡沒有「打」和「蓋」，問題將是如何解決呢？我們在第二節曾提及 Pinker 的習得理論，他認爲我們的語言習得天賦是以語意爲出發單位，將描述動作的詞歸爲一類，人物的指稱歸作另一類。這兩個語意類別，就是習得過程中動詞（動作）與名詞（人物）的由來；至於較抽象的詞，如「意見」、「猜」則是根據早期建立的詞類在成人語句或詞組中所呈現的分佈規律（distributional patterns）而作類比。舉例說，英語的「idea」，是可以用「the idea」、「his idea」、「ideas」這些前後的詞或詞素搭配，作爲名詞的顯示，因爲構成兒童名詞類核心的名稱如「dog」，也是有這種搭配：the dog、his dog、dogs。同樣的，國語的「意見」可以從「你的意見太多」這句話中的「你的」來推論它是一個名詞，這是因爲孩童常聽到類似「你的車子」、「你的小鳥」的話。「車子」、「小鳥」是典型的名詞，所以在「你的意見」中的「意見」，儘管語意是抽象的，但從分佈的規律來猜測，名詞是最好的選擇。

　　上面所說的是一個想像的過程。如果這種說法是完全正確的話，我們就不會找到例句一至五的那些錯誤。所以，其中必然有其他問題。

國語的詞類對兒童構成最大的問題，是動、名、形這些詞類都缺少必然的標記。在英語來說，-ed、-ing、-en這些詞素只出現在動詞後面；國語的「在」雖然也常出現在動詞前面，如「在跳、在笑」，但它也可以出現於名詞之前，如「在家」、「在這裡」。同樣的，「的」前面，可以是代名詞，如「他的小狗」，也可以是形容詞，如「漂亮的小狗」。我們在蒐集語料時（Cheung, 1997），也確實發現有些四歲的幼童會以「星星的衣服」來描述一件有星星圖案的衣服。張顯達（Cheung, 1996）曾分析四位幼童（觀察期由一歲半至兩歲半）的自發性語言樣本，發現如果完全以詞的分佈規律作為證據，這些兒童都在兩歲之後才逐漸表現出動詞、名詞類的區別表徵。這樣推論下去，兩歲之前出現的語句所呈現的規律性，應以語意解釋比較合理。不過，這點並沒有改變我們前面的看法：國語句子的發展比英語走的要快。因為我們主要的根據是以兩歲之後的包接子句階段。

除了詞類，詞序也是大家另一個關心的地方。國語基本上是以主動賓（SVO）的方式來表現文法關係。而主動賓之外，也有主賓動（SOV）的形式，並常常以「把」字為代表（Erbaugh, 1992）（註四）。在謝國平和他與台灣師範大學的同仁合作的三年追蹤研究裡（Tse et al., 1991），他發現雖然兒童在兩歲左右就開始使用「把」，但卻一直產生錯誤：

6. 小孩：結果他就把他飛走了。　　　（於 2;4）

7. 小孩：用樹枝把它弄。　　　（於 4;7）

8. 小孩：把它挖鼻孔的時候。　　　（於 3;9）

9. 小孩：把前面的東西<u>跌倒</u>。　　　（於 4;0）

此外，「被」也是類似 OV 的句形。在謝國平等人（Tse et al., 1991）的研究裡，「被」字在二歲五個月出現。與「把」字一樣，「被」也是兒童的煩惱。

10. 小孩：那兩個姊姊也沒有<u>被結婚</u>。（於 4;10）

11. 小孩：結果他就<u>被去罰站</u>了。

「把」與「被」的困難，除了要把賓語改放在動詞前面外（如從「我打破了杯子」到「我把杯子打破了」或「杯子被我打破了」），還有語意方面的配合。「把」字後面的動詞，必須對事件作出程度的標記，像例句　7.「用樹枝把它<u>弄</u>」的問題，是因為沒有將「弄」這個事件的最後結果標記出，如「把它<u>弄開</u>」、「把它<u>弄破</u>」（Cheung, 1992）。

動詞的及物性是另一個跟詞序有關的問題。國語中，有些動詞是可作及物或不及物用，如例句 12a、12b 與 13a、13b。但是，有些詞卻只有一種用法，如「高興」只能說「我高興」而不能「我高興你」。在許洪坤（1996）和筆者的語料中都看到這類的及物性問題（請看例句 14-16）。

12a. 我打破了杯子。

12b. 杯子打破了。

13a. 我喜歡他。

13b. 我喜歡。

14.　成人：你怎麼一直看他呢？

　　　小孩：因為他在<u>笑我</u>。　　　（對我笑，於 3;5）

15.　小孩：我<u>生氣你</u>。　　　（於 3;10）

16. 小孩：貓咪害羞我　　　　　（於 4;3）

對照例句（12-13），我們不難發現例句（14-16）所呈現的實際上是一個過度規律化（overgeneralizaton）的現象。過度規律化的現象，也就是證明了兒童在習得過程中主動參與的地位。筆者的語料中，另一類過度規律化的表現，是與「到」一詞有關。動詞＋「到」通常是說明相關動作的某種「成就」（參考例句 17-19）。

17. 他看到一架飛機。

18. 他拿到畢業證書。

19. 他踢到石頭。

但在我們的觀察中，一個四歲的小孩把上面「到」的使用，延伸到下列的句子：

20. 我穿不到。　　　　　（意圖：衣服穿不進去）

21. 車車我先玩到的。（意圖：成人想拿小孩的車子，小孩不想讓成人拿）

22. 不要給阿姨笑到。（意圖：不要讓阿姨看到，然後取笑他）

23. 你開到了嗎？　　　（意圖：燈打開了嗎？）

過度規律化的現象，在英語文獻中也有報告。最早觀察到的如「go-ed」、「foot-s」等在構詞上的過度規律化問題；後來發現動詞的及物性也有類似的現象（Pinker, 1989, p.25）：

24. S: I disappeared a bear in the back of the car. （5；0）

（我不見了一隻玩具熊──弄丟了一隻熊）

25. C: Carrie bleeded a tree. （3；3）

（Carrie 流血了一棵樹──血流在樹上）

過度規律化是近年語言習得理論的熱門話題。大家關心的是兒童如何克服這些困難。如果兒童不經由成人指正的途徑，他們是怎樣從已有的規律中發現使用的限制呢？這個問題牽涉到語言習得的基礎理論，因此學者持有不同的看法，尚未獲得共識。有興趣的讀者，可參考 Pinker （1989）的專論。

6 結語

經過國內學者近二十年來的努力，我們對國語語法習得的歷程已經有初步的瞭解。對比英語的習得歷程，我們發現在句子的層次上，我們的兒童發展得較快。這可能是因為國語在構詞形態方面的變化很少，因此，兒童在學習過程中需要兼顧的點減少，使得他們可以集中在句型的分析。可是，發展是整體性的。習國語的兒童雖然不必在構詞形態規則上花太多工夫，但對於掌握詞的語意以及在構句上的限制，卻是他們一個不小的難題。這一方面相信也是我們未來研究的一個重點。

☀ 註解

註一：不少學者認為語言習得是從嬰兒出生的那一刻開始。不過，他們的重點大都是在語音聽覺與音韻發展方面。 從文法方面來看，幼童進入單詞期後，所產生的語料較為具體，爭議性較小。

註二：除了 Greenfield 和 Smith 外，Halliday (1975) 與 Dore (1975) 也提出了不同的分析方法。但因為他們所使用的研究架構並沒有相對應的國語文獻，所以不在此介紹。

註三：Hsu (1996)原文中所列出的參考年歲，是與本表所列略有不同。筆者為便利讀者，將原文中不銜接的地方稍作更動。將原來的參考年歲刊登如下：

階段	年歲
1	1;0 ～1;6
2	1;5 ～1;10
3	1;11～2;6
4(i)	2;4 ～4;2
4(ii)	4;2 ～6;0

註四：文獻中也有持不同看法的，如 Cheung (1992)則認為從學習觀點考慮，「把」比較像動詞。

參考文獻

張欣戊（民74）：幼兒學習漢語單詞期的語意概況。*中華心理期刊*，27卷，1～11頁。

張顯達（民84）：平均語句長度在中文的應用。*國科會專題計畫報告*。

程小危（民77）：「不」跟「沒有」—習國語幼兒初期否定句發展歷程。*中華心理期刊*，30卷，47～63頁。

程小危（民75）：習國語幼兒最初期語法規則之本質及其可能的學習歷程。*中華心理期刊*，28卷，93～122頁。

Bellugi, U. (1967). The acquisition of the system of negation in children's speech. *Doctoral Dissertation*. Harvard University.

Braine, M. (1976). Children's first word combinations. *Monographs of the Society for Research in Child Development, 41.*

Brown, R. (1973). *A First Language: The Early Stages.* Cambridge, MA: Harvard University Press.

Cheung, H. (1992). The acquisition of BA in Mandarin. *Doctoral Dissertation.* University of Kansas.

Cheung, H. (1996). When will a noun be a noun? A developmental study of Chinese word classes. Paper presented at the CUHK Workshop on Language Acquisition 1996, Hong Kong.

Cheung, H. (1997). The use of some DE structures in Chinese children's narrative. Paper presented at the First Symposium on Discourse and Syntax in Chinese and Formosan Languages, Taipei.

Chomsky, N. (1981). *Lectures on Government and Binding: the Pisa Lectures.* Dordrecht: Foris.

Dore, J. (1975). Holophrases, speech acts and language universals. *Journal of Child Language, 3,* 22-39.

Erbaugh, M. (1992). The acquisition of Mandarin. In D. Slobin (Ed.), *The Crosslinguistic Study of Language Acquisition, 3.* Lawrence Erblaum Associates.

Greenfield, P. & Smith, J. (1976). *The Structure of Communication in Early Language Development.* New York: Academic Press.

Halliday, M. (1975). *Learning How to Mean: Explorations in the Development of Language Development.* London: Edward Arnold.

Hsu, J. (1996). *A Study of the Stages of Development and Acquisition of Mandarin Chinese by Children in Taiwan.* Taipei: Crane Publishig Co. Ltd.

Klima, E. & Bellgui, U. (1966). Syntactic regularities in the speech of children. In J. Lyons & R. Wales (Eds.), *Psycholinguistic Papers.* Edinburgh: University of Edinburgh Press.

Miller, J. (1981). *Assessing Language Production in Children: Experimental Procedures.* Texas: Pro-Ed.

McNeill, D. (1970). *The acquisition of Language.* New York: Harper & Row.

Pinker, S. (1984). *Language Learnability and Language Development.* Cambridge, MA: Harvard University Press.

Pinker, S. (1989). *Learnability and Cognition: The Acquisition of Argument Structure.* Cambridge, MA: MIT Press.

Slobin, D. (1985). Crosslinguistic evidence for the Language-Making Capacity. In D. Slobin (Ed.), *The Crosslinguistic Study of Language Acquisition Volume 2: Theoretical Issues.* Lawrence Erlbaum Associates.

Tse, J., Tang, T. C., Shi, Y. H. & Li, Y. (1991). Chinese children's language acquisition and development. *NSC report.*

第二章 國語語法的習得歷程

第三章

閱讀能力的發展

柯華葳　著

　　當我們看到一位四歲幼童集中精神，用力的唸出書上的字，然後抬起頭來對旁邊的成人笑一笑，那是何等的自豪與成就。這成就不是一蹴可及的，是在四年中慢慢學習而獲得的。如果這樣的成就一直累積下去，我們可以預期這孩子將可以獨立的吸收新資訊。這在今日及未來的世界中已是一項不可或缺的能力。

　　本文將嘗試說明閱讀是一項要花費一些力氣去發展出來的綜合能力。它絕不只是認字，或只是在課堂裡大聲朗讀而已。而培養閱讀能力，家庭和學校都有可以盡力的地方。就像上述四歲幼童，若要等到學校來教他閱讀，可能就太晚了。我們將由閱讀過程中的必要成分談起，然後介紹學童的閱讀行為。文中會觸及一些學童閱讀上的問題。如何解決這些問題，我們沒有提供答案，只盼望瞭解閱讀重要性的人能一起來想解決的方法。

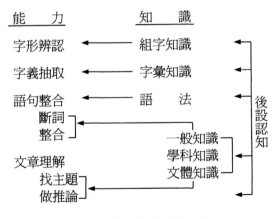

圖 3-1　閱讀歷程與成分

① 閱讀理解的成分

透過閱讀想達成理解的目標，有幾件事情在閱讀過程中是一定會發生的。我們在此稱它們爲閱讀理解的成分（請見圖3-1）。這成分中包括閱讀理解所需要的能力和知識。能力如字形辨認、字義抽取、語句整合、後設認知等。知識則如組字知識、字彙知識、世界知識、文體知識等。

一、 字的辨認

閱讀要理解，首先要認識字。認字又可分爲：

(一)字形辨認

這裡指的可以是字的整個輪廓，如「任」和「在」在形上有些接近，「辨」和「辦」就更接近。因此除了外形，內部是「丨」或是「力」都要區分，免得造成字意辨別上的混淆。

(二)組字知識

大多數中文字由字部組成，有其組織規則。例如花的「艹」部只出現在「化」的上面，不會在下面或左邊或右邊。因此，當我們說「弓」「長」「張」、「立」「早」「章」時，我

們不會寫成「　尉　」或「　軐　」。因為那不合中文字的組字
規則。在這規則中包括多數中文字擁有指音的字部和指義的
字部，後者被稱為部首。

1. 音部

表音的字部可以幫助我們讀字音。例如看到表、錶、婊、
俵、漃（後兩者是捏造的），我們大概都唸「表」的音。有
時候音部所表的音（以注音符號為準），在不同的字當中，
不太一致。如油、柚，透過「由」唸「一ㄡ」的音，但「抽」
唸ㄔㄡ，「袖」唸ㄒㄧㄡˋ，聲符改變了。更不一致的例子
如釋、鐸、驛。有的時候讀的人取了音部如尷尬唸監介，聽
的人不一定知道讀的人在讀什麼。雖說音部指音不一定可靠，
但音部對辨認中文字來說很重要，它讓我們有「猜」字的機
會，透過「猜」，我們可以學到更多的中文字（此點在下面
會有更詳細的說明）。大約在小學二年級的時候，大多數學
童都知道採用「有邊讀邊」的規則來讀不認識的字。

2. 義部

中文字表義的字部就是我們所熟悉的部首。透過部首，
我們知道有些字與「水」有關，有些字與「火」有關。一開
始學「字」，學校老師就會教學童筆畫、筆順和部首。只是
大概要到三年級，學生才會比較清楚透過部首可以猜字義
（Shu & Anderson, 1997）。

有了字部的知識，碰到陌生字，我們可以試著猜或唸。
不過仍有些孤獨字如「凸」和「凹」，沒學過就很不容易唸
出音來。只是在閱讀中，雖有些字我們不一定唸的出來，或

是唸錯音，但並不會影響理解，因我們已知其義了。

二、字義抽取

㈠字義抽取途徑

字是一種符號，主要在記錄意義，因此讀的人要讀出它的意義來才有意思。

字義抽取有幾個途徑，一是看到「字」就自動在口中或腦中產出子音來。由於我們腦中有一個由出生起就透過口語開始累積詞彙的詞庫，當我們唸出字音後，可以與詞庫中的詞彙相配對，很快找到字的意思。但是不是所有的字義抽取都需要有語音做中介（phonological mediation），研究到目前為止，都沒有一致的看法（Seidenberg, 1992）。有研究者認為讀者也可以直接由字抽取字義。例如有學童將「軍」讀做「兵」，「傭」讀做「奴」，都很可能是取得字義後才讀出音來的（柯華葳，民80）。至於他們怎麼找出這些字義的？我們的猜測是學童曾在某些有意義的情形下讀到這些字，他用自己的想法瞭解這些字，也記住它們的意思，但不一定學到讀音，因此再次見到這個字的時候，他可抽取的是意義，而後，再依其義給讀音。

除上述兩種抽取字義的方式外，還有第三種就是透過上下文讀出音來，例如「銑」字（依「音部」我們讀「元」），但腦中詞庫並沒有這個字。透過組字知識猜測大概與金屬有

關（有「金」部），為了更確定其意思，只有在文章的上下文中去證實了。再例如讀到「『歪而鳴』有許多美麗的國家公園」這句話，若不知「歪而鳴」是Wyoming，美國的一州，透過上下文，大概知道它是一個名詞，而且可能是一個地方的名稱。因為「有」前面由文法上來說會是「誰」有。而有「許多」國家公園的「誰」，若不是某一個國家就是某一個地方了。

　　Adams（1994）就以圖解說明在腦中處理形、音、義、上下文的四個機構（processors）如何互動的達成理解的目的（圖3-2）。其中上下文機構最主要的功能在保持閱讀時的連貫性，特別是處理多意詞。要取哪一個義才合適，就靠上下文所提供的線索來決定。而形與音的互動也很重要。在處理同音字上，如「一」、「衣」、「醫」、「依」，若沒有「形」的線索，「一生的心血」變成「醫生的薪水」，就是很大的誤會了。

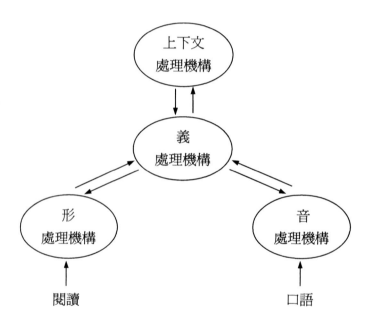

圖3-2　閱讀過程中形、音、義、上下文四機構的互動 (Adams，1994)

欄一　少一點再寫十遍

英文詞彙是由二十六個字母拼音而成的。有些家長與老師在小孩熟悉二十六個字母後，會鼓勵他們以拼音寫下他們想說的事情。例如一位一年級男生（十月六日）寫 I LA TO ET PESA（I like to eat pizza），同年級女生（三月）寫 all I can tall you that it is stle groing（all I can tell you that it is still growing），研究者在這些小孩的拼音中看到：

1. 學生用的拼音單位大於音素（phonemes）。
2. 學生的拼音雖有錯誤，但反應出組字規則（orthographic patterns）且有語音的基礎（phonologically based）（E. Dulzsy, 1996）。

在中文書寫中，我們發現，小學生雖寫錯字也不違背組字規則，或是少一「丿」如躲，多一「乚」如開，或是用別字如「贍」子大。我們讀這些字並沒有困難，也不會影響理解。因此我想如果我們太看重一點一撇，讓學童不喜歡寫字，甚至不喜歡以「寫」來表達思考，這是不是一種損失？更何況我們可以用電腦來作文書處理。我們是不是還要在「點滴」上與孩子相爭？

(二)字彙知識

　　上一段我們提到腦中有豐富的詞庫可以幫助我們認字。一位四歲半小孩若沒有聽過「反射」一詞，就是被教導唸出「反射」兩個字的音，他仍是不瞭解，甚至過一下子就不記得怎麼唸這個詞，或是把它唸成「反正」，如果他認得「反」字的話。因此詞庫愈豐富愈有助於瞭解。這也是為什麼小學國語課本剛開始時從學童熟悉的概念如小狗、小貓、老師、小朋友等詞彙著手，幫助學童學認字。而學童的詞彙多寡與他在家中的閱讀經驗有關（Mason, 1992）。在家中有人唸書給小孩聽，透過聽，他的詞彙會增加，同時也讓他學到如何讀。這些都是他後來學習閱讀很重要的基礎。

三、語句整合

　　當我們開始讀整句的文字時，由於許多概念是由幾個字組合而成的，因此在閱讀過程中，我們必須「斷詞」並「整合」，以找出語句的意思。

(一)斷詞

　　　　「小貓很難過。」
　　　　「火山爆發好像火把從天上掉下來。」
　　　有小朋友把這兩句讀為：
　　　　「小貓很難過去。」

「火山爆發好像火，把從天上掉下來。」

顯然他對「難過」與「火把」兩個詞不熟悉，把它們從中間斷開了，但這並不是文章要表達的意思。斷詞的能力與讀者的字彙知識及世界知識有關。讀者依上下文，配合自己的知識，決定詞要怎麼斷，或決定哪幾個字要組合成一個詞，使文章讀起來合理且連貫。

(二)整合

有時句中每個詞很明顯，但組合在一起卻意思模糊。例如：

「貿易制裁美國的保護手段。」

讀者可以讀作：

「貿易制裁是美國的保護手段。」

或是

「他國以貿易來制裁美國的保護手段。」

整合是否合宜，就要看與上下文能否連貫一致。而判斷所閱讀的材料能否連貫一致，要靠後設認知發揮理解監督的功能。這在下面會有詳細的說明。

四、文章理解

(一)找主旨

閱讀一篇文章後表示理解這篇文章的方式之一就是說出

它的主旨。找主旨時，要能分辨哪些是重要的概念，哪些不是。下面是一個由國小社會科課本中取出來的片段，用來說明在一段落中什麼是重要的概念，什麼不是重要的概念，以及由學生所說「主旨」中看出他們的理解程度。

1. 家庭的重要。

2. 幾千年來，以農立國的中國，形成了以家庭為中心的生活；個人的生、老、病、死都由家人照料；個人的管、教、養、衛都由家庭安排。

3. 一個人在一生中，若有成就，這成就是由家庭培育的，這份榮耀也應歸屬於家庭。

4. 一個人在一生中，遭受挫折，家人會安慰他，家庭像避風港。

5. 所以每一個中國人，把個人看的輕，把家庭看的重。

6. 每一個人一生的努力目標，就是保家和興家；絕不能敗家，因為家庭破碎了，一個人一生的幸福也就毀滅了。

首先在這個段落中，三、四句是不重要的。它們所表達的概念在第二句中都已經表達了，它們只是重複第二句的概念。我們說它們不重要是因為剔除它們不會影響整段的意思。這一段因為有一個標題（句 1），因此五年級學生累積多年閱讀經驗知道「標題」就是這一段落的重點。但是仍有學生以「一個人要保家不能敗家」或「家是避風港」為本段主旨（摘自柯華葳，民 79）。

學生以這兩句所表達的理解算不算全然理解？答「家是

避風港」的一定不算全然理解，因第四句已被認爲是不重要
的概念。答「一個人要保家不能敗家」算不算全然理解？那
就要看這句話能否涵蓋句 2、5、6 所要表達的概念。基本上
這句話只能概括句 5 和句 6，不能代表句 2，因此以它爲主旨
是不完全的。

(二)做推論

做推論是表示理解的另一種方式。推論是讀者整合文章
的內容和自己已有的知識後，對文章做的一種回應（Tierney
& Pearson , 1994）。因此由推論中，我們也可以看出讀者在
文章中讀出了多少東西。以上面的課文爲例，有學生推論：
1.「那要怎樣把家弄好？」
2.「家那麼重要，爲什麼有人要離婚？」
3.「父母應該做子女的好榜樣。」（摘自柯華葳，民79）
第一、二句都是合理的推論，因爲都掌握了這一段的主
旨。第一句所表達的其實就是這一段課文接下來所寫的內容，
換句話說，這一位學生對此課文的理解與作者的思考已很接
近了。第三句似乎與原文有些關係，但似乎又推的太遠，有
點類似寫八股文章，最後以救國愛民，或以努力奮鬥、自強
不息結尾一樣，是不是真理解，我是存疑的。

什麼是真理解，我們在下面還有更多的討論。

(三)文體知識、一般知識、學科知識

就像認字需有組字知識，斷詞、整合需有字彙知識一樣，

理解時也需要知識。它們可以分為：

1. 文體知識

此知識指的是對文章的性質是故事體、說明文或議論文、詩體等的瞭解。以故事體來說，故事有故事基模：主角、背景、起因、反應、結果。幼童聽故事時會問：「然後呢？」表示他腦中的故事基模被啟動，他預期按著基模接下來應有什麼「動作」要產生。因此會寫故事的作者按著讀者所預期的基模，出人意表的給預期不到的材料，讀者就覺得閱讀有趣。同樣說明文有其主要議題及支持議題的說明與事實等架構。讀者有說明文體知識就預期在文中讀到議題清楚、說明有條理的內容。

當讀者沒有文體知識，他不知道一件事有沒有敘述完全，什麼時候才算結束。就如幼童看四格漫畫，看完第一格他就以為看完了，不知道還有其他三格，故事才完全。因此文體知識對閱讀理解來說是很重要的。

2. 一般知識與學科知識

我們以「原子」、「中子」、「介子」幾個詞彙為例。由認字上來說，小學生對於讀出它們的字音都沒有困難。但有了字音以後，它們到底是什麼？這時就需要有一些物理學的知識幫助讀者瞭解這三個詞彙。但就是瞭解了詞彙，一般人是否就可以讀懂一篇物理學的論文？答案是很明顯的。下面我們還會再以研究例子來說明。

五、後設認知

在閱讀過程中，讀者是很主動也很自動的運用他的知識與能力。「自動」是描述讀者幾乎不察覺自己在抽取既有知識以利閱讀；「主動」是指讀者對自己閱讀歷程及閱讀理解的掌控。例如在文章中碰到陌生的字，讀者有好幾種途徑來面對它，使理解全文不受到阻礙。讀者或是馬上查字典，或是可以不查字典，由上下文、字形、字音來猜字意，當然也可以根本不去管它是什麼意思，繼續往下讀。當往下讀時，發現「不管它」或是「所猜的字意」與上下文不能配合，可能再回頭看它一眼，此時仍還可以決定要不要查字典。如何做決定？當讀者認為自己不理解，就會想辦法把文章讀清楚，或是再讀一次，或是去查字典，或是請教別人。而決定自己是否理解是在閱讀處理歷程外有一監督理解的認知作用，我們稱之為後設認知（metacognition）。進一步說，後設認知是我們對自己一切認知活動，包括認知歷程及認知成果的認識（Flavell, 1976, p.232）。因有這個認識，當我們吸取外界知識時，我們可以判斷讀懂這篇文章要用去多少時間，因我們對自己的已知、未知、長處、短處及需求與興趣有一個衡量。若我們決定去學習一項自己不是很清楚的事物，我們會想該怎麼學？用什麼方法學對自己會是最有效的？這都是後設認知的工作。以更簡單的話來說，當我們知道自己不知道，並開始想方法使自己知道或是決定放棄，不想多增加知識，或

是依自己的需要挑知識來學，都是後設認知的工作。在閱讀中，我們將後設認知視為一監督理解的單位，就像上面所提遇到陌生字的例子。

後設認知使讀者覺知到有妨礙理解的事件發生，並決定要如何處理。不止是字的不理解，有時候讀了幾句後，發現連貫不起來；有時讀完全文發現與題目配合不來，這都是後設認知在發揮作用。

因此我們觀察到學童大聲讀過一篇文章，問他有沒有問題，他回答沒有，但請他說出全文大意，他卻先愣一下，然後以回憶的方式說出文中的片斷詞彙。我們認為這樣的讀只讀到「字音」，後設認知沒有發揮理解監督的功能，因此也就沒有理解可言。

研究很清楚指出年紀較小及閱讀能力較差的讀者在閱讀時以讀字為主，而不覺知（aware）到要努力把文的意思讀出來。他們也較不察覺自己有讀錯、讀不清楚的地方（Garner, 1987）。例如有的學童讀漏了一行仍繼續讀，似乎未察覺到有什麼不妥。

一般的讀者在閱讀過程中都會有類似下面監督理解的情形產生，如自問：「前面不是說到有三個重點，為什麼我只讀到兩點？」「我想我得再讀一下第一段，看看它的主旨是什麼？」「這作者到底在說什麼？」但年幼及閱讀能力較差的讀者讀過文章後，腦中可能只剩聲音，在理解上則是「船過水無痕」。

六、閱讀的態度

　　上面我們談的是讀的能力及讀的知識與閱讀理解的關係。有另一個會影響閱讀的因素是讀者的態度。就拿閱讀的動機來說，我們不難觀察到有學童花許多時間看卡通片，卻不願意看圖書。若圖書的內容是他所熟悉的，他會瞄一下書說，看過了。其實他可能是透過電視或聽故事知道內容，不是透過閱讀習得的，但他卻不願意去讀。有的小讀者只看圖畫書，不願看文字較多的書，他的說詞是太難了，看不懂。這些行為或多或少都反應了學童對書、對閱讀的態度。這樣的態度會減少他接觸書的機會，使他讀更少的書。就是被強迫去讀，他也讀的很潦草，可能沒有從書中讀到些什麼。

　　Mathewson（1994）提出一個影響閱讀和學習閱讀的態度模式。Mathewson 以為態度可以包括對閱讀的信念、閱讀的準備行為及對閱讀的感覺，這三者與閱讀的意願有關，進而促成閱讀的行為。這閱讀意願包括讀者挑什麼書或文章，用什麼方法或策略來閱讀，而讀的過程中因書中的內容會激起讀者特別的感受，也讓他重新建構一些想法（請見圖3-3）。

　　因此當一個孩子對書沒有特別感覺，也不覺得書有什麼重要，並且從書中沒辦法得到不同的知識與感受，他對書就愈沒有感覺，愈不會去讀書。因此培養幼童的閱讀興趣，讓他們由書中得到知性與感性上的享受，是讓他們願意閱讀的最重要途徑。

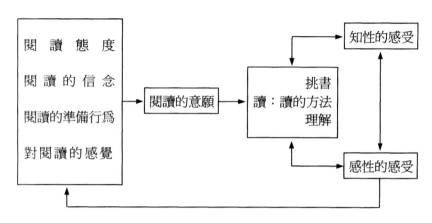

圖3-3　態度對閱讀行為及學習關聯的影響（摘自Mathewson, 1994）

② 學習閱讀

一、識字能力與識字教學

在學校的國語科教學中，教師通常花最多比例的時間教「認字」（柯華葳，民75）。在閱讀理解過程中，認字是很重要的工作。但閱讀歷程中，尚有其他的成分要處理，當學習識字的時間太多，在有限的教學時間中，就會剝奪了其他閱讀成分能力的培養。

識字是重要的，但小朋友是否必須要老師一個字一個字

的教，才會認字？

　　李俊仁（1997）由五千六百六十六個常用的國字中，隨意抽出五十個讓二至五年級學生造詞、造句或寫出字意，目的在看學生是否認識這個字。因此，不論學生使用國字或注音符號，只要意思是正確的，都被接受。李氏在計算出各年級學生的正確率後，以推估的方式，找出各年級學生大概認識的國字數量，若與學生在課本上所學習的字數比較（請見表 3-1），我們不難推論：

　　1. 學生會的國字不全然是由課本上學來的。

　　2. 學生有自己認字的方法。

表 3-1　學生識字量評估（李俊仁，1997）

年　　級	正　確　數	推　估	課本生字數（累積）
二年級	13.57	1506	686
三年級	17.39	1964	1132
四年級	21.08	1334	1645
五年級	21.44	2474	2171

㈠學生如何識字？

　　柯華葳（民 80）以錯誤分析的方式推論學生在沒有上下文的條件下，辨認單獨出現生字的方法是由字本身所提供的線索，包括字形、音部、義部及整個字所表的音與義來認字。

　　1. 字形的線索，如雄、難、歡被視為雞或難。

2. 音（包括音部）的線索，如璜、礦、廣皆被視為黃，
   又如覺被視為決定的決。

3. 義（包括部首）的線索，如傭被視為奴，軍被讀為兵，
   蝴被讀為蝶等。

由小學生認新字時所採用的線索，我們可以肯定他們很
早就有組字知識，這筆知識幫助他們辨認新字。而辨認新字
的過程讓他們確定所採用的組字知識是合適的，更鼓勵他們
碰到不認識的字可以試著猜猜看。基於這猜字過程，小學生
認得比課本上所教更多的字是可以理解的。

因此，當課堂上花太多的時間在認字上，忽略其他閱讀
能力的培養，而學童的識字量又不全然是課堂的功勞，我們
真的要重新考慮國語文教學的重點了。

其實我們在更小的孩童身上已看到他們有組字知識並發
揮在他們認字的行為上。

楊依婷（民 82）以自譯自編的圖畫書給四歲至七歲的孩
童閱讀。他觀察到當幼童只認得幾個字時，他不會犯錯，
「大」就是「大」，「中」就是「中」。當他多認識一些字
以後，「天」與「大」就容易混淆，此時他也開始以所認識
的字如「九」來猜不認識的字如「力」。再多認些字，他開
始就字的線索猜一些字。他也以字出現過的上下文線索來猜
字，例如他在「長青幼稚園」上學，當他看到「青」草的
「青」，他唸「長」。

一個有趣的現象是幼童到一個階段碰到不認識的字，他
不願意猜，而要成人協助唸出來。這表示他很清楚自己不認

識此字，且若猜會猜錯。

在接下來，學童會由文句的上下文來猜字，如五「顏」六色唸五「彩」六色。此時的猜測或許字音不正確，字義也有些失誤，但對文章的理解沒有影響。

綜合上面的研究，我們相信，學童到小學二年級左右，對閱讀內容不是太難的圖書或文章，就是其中有些生字，他們也有能力掌握。因他們有組字知識且發展出認字策略：

1. 由字本身的線索來猜，如字形、字音、字義。
2. 由字產生聯想，如利用字曾出現過的上下文。
3. 由文句上下文來猜。
4. 直接由記憶中抽取。

因此，識字對一般學童來說，不是一件困難的事。只要他有機會讀，有機會多接觸文字，包括沒教過的字，他就會漸漸形成組字知識，並進而產生認字策略，他的詞庫也就愈豐富，他的閱讀也就更順暢。

二、注音符號

學童初入小學要花十週的時間學習認注音符號及拼音，目的在幫助他們習認國字，由於注音符號是為「音」做的符號，對學生來說不如國字具體。

有些學生在學習注音符號上一直有困難。有的學生學會了個別的符號，卻無法拼音。他們採取的策略就是記憶，把老師教的拼法一一記下來。只有遇到「新字」的拼音時，他

們的困境才會顯現出來。到底注音符號的學習對認國字有多少幫助？

　　柯華葳和李俊仁（民85）追蹤初入小學的學生學習注音符號與國字直到二年級結束。研究指出認注音符號及拼音的成績與認國字的成績有顯著相關，也就是說辨認注音符號與拼音的正確率愈高，辨認的國字數量也就愈多。但此關係隨著學童的認字量增多而降低。這很可能表示認注音與拼音能力只在初學識字時有幫助，也可能因為低、中年級課本都有注音符號伴隨國字一起出現，因此當時認、拼注音對認國字有幫助。但隨著識字量的增加，學童發展出組字知識，也發展出閱讀的能力，注音符號對認國字的重要性就漸漸消失了。

　　這筆研究資料對教育的意涵是，學習注音符號對認識國字是有幫助的，但對於學習注音符號有困難的學童來說，他們還是可以認識國字，不是非有注音符號不行。就像沒有注音符號以前，許多人是以國字來認國字的。

三、閱讀行為：看圖畫故事書

　　學童如何由書中讀出書所要傳遞的訊息是一件很引人入勝的事。就像本章一開始所描述的幼童閱讀，這是一個花時間慢慢培養出來的能力，它與說話能力的發展有關係，但它主要在如何將符號轉換成意義（如圖 3-1 所描述）。因此大多數幼童雖在一歲或一歲半左右開始說話，到三、四歲左右才開始讀，但此時是否算讀？有二歲半到三歲的小朋友拿起

書來字句不差的翻頁將書讀完。若你問他：「你現在讀到哪裡？」或問他：「×××（故事中的主角）在哪裡？」你會發現他或指圖畫，或說「這裡」，但不是我們所預期的文字。這位學童有讀的行為，沒有讀的實質。他以「過人」的記憶力，不但記著故事，也記得什麼時候該翻書頁，且在有標點符號的地方有停頓的表現。這一切行為要感謝他周圍的成人花時間讀書給他聽，使他知道讀的樣子。這是很重要的開始。有許多學童入學後，閱讀表現差，就差在入學前沒人讀故事給他聽（Mason, 1992）。

為了研究小朋友的閱讀行為，但要避開他們以「記憶」方式呈現沒有閱讀實質的行為，楊依婷（民82）找一本市面上沒有中文的外文幼兒讀物，保留圖畫，將文字翻譯成中文，而後讓四歲至七歲的小朋友閱讀。楊氏發現，小朋友的閱讀行為基本上可以分為以圖為主及以文字為主兩類。以圖為主者也認得一些文字，但問及：「你讀到哪？」他們指的是圖片而非文字。

以圖為主者若以其識字量與理解成績來區分，可分為四類學童：

(一)看圖命名

小朋友視每一頁為獨立的圖畫，與下一頁之間沒有關係，翻頁時會跳著翻，他說故事的行為基本上是看圖命名，如指著圖片說小魚、花、大牛等。

(二)敘述圖片中的行動

小朋友描述圖片中主角的動作,但未組成故事。基本上每一頁的行動是獨立的。

(三)看圖編故事

小朋友讓頁與頁間的行為有連續的關係,他說的內容有一個故事的形式,但是他是看圖自己編故事,與書所要呈現的內容並不一樣。

(四)看圖說故事

小朋友透過圖畫組織故事,所描述的情節與書上的內容相似。

上面的小朋友都認得一些字,但基本上在書上所使用的主要線索是圖畫。看圖畫的小朋友,前三類是依自己的想法在解釋圖片;看圖說故事的小朋友則看出圖所要傳遞的訊息,我們可以說他「理解」了。

以文字為主者,依其認字多寡及理解成績也可以分為三類:

(一)讀字

小朋友逐字的讀,碰到陌生字則努力猜。我們可以觀察到他有「組字知識」,他在猜字上採用的線索是以「字」為

主，如「每」天→母天，「草」地→早地，較少以「上下文」為線索，或以「聯想」為線索。這些小朋友在閱讀上因很注意「解字」，似乎忽略圖的線索。他們的理解表現比看圖說故事的小朋友差，一方面是他們讀的字還不夠理解全文；另一方面是因為他們太注意文字，沒注意圖所提供的線索而造成的。

(二)讀文與圖

小朋友讀文字也讀圖，但有一特殊的現象是當他們遇到不認識的字的時候，他們會停住，尋求成人的協助。他們算是很小心的讀者。這反映的現象可能是他們知道某個字不認識，他們也知覺到若唸可能會唸錯，因此他們不隨意猜生字。

(三)獨立閱讀

小朋友猜字的策略多數是採「上下文」線索，如「急切」→「著急」、兩「遍」→兩「次」、方「式」→方「法」。我們可以說在閱讀中他們已逐漸掌握故事大意，因此猜生字時，雖「不中」亦「不遠」矣。這一類小朋友比「讀文與圖」的小朋友對閱讀更有把握，他們表現出閱讀歷程中由上而下與由下而上的互補行為。

四、閱讀行為：看文字書

(一)詞彙量與語文程度

　　前面介紹幼童閱讀有圖有文的圖書過程，當沒有了圖，只有文字，學童如何讀出文章的本意是本段的重點。在圖 3-1 中我們介紹了認字之後有字義抽取、語句整合等過程而後達成理解。為瞭解學童在這些過程中的表現，柯華葳（民 85）設計了一些可以反應上述閱讀歷程的題目。柯氏以「多義詞」來看學童在句中如何判斷此詞的適當意義。例如「生氣」一詞，可以說一個人有精神，也可以描述一個人負面的情緒狀態。如何判斷「生氣」在句中所指為何，就要看學童如何理解上下文。當然這也要看學童的詞庫中，生氣是否是一個多義詞，否則他仍不容易找到適當的意義。除了多義詞外，柯華葳以重複出現的概念或代名詞來測語句整合，例如「自由與愛情都是我們重視的，但前者更甚於後者」。在此句中，前者指自由，後者指愛情，因怕重複，不說「但自由更甚於愛情」，而以前者、後者來代替。學童讀過此句是否瞭解「前者」、「後者」所指為何，而後整合句子前半段與後半段說出自由與愛情哪一個比較重要？

　　除句子的形式外，柯氏也以短文來測學童的整合。在短文中，讀者必須先作段落的部分處理，建構初級單位的意義而後整合成全段的理解，因此在短文理解中，我們更能看出

學童的理解能力。

　　柯華葳將題目分為二年級和五年級兩種程度，並將二、五年級學生依其國語成績分為低、中、高三組學生，測試結果指出詞彙量與理解正確率有高且正的相關，表示詞彙愈多，理解能力愈佳。而年級、語文程度與詞彙的多寡又有關係，二年級低程度的詞彙分數最低，其次是二年級中程度組、五年級低程度組、二年級高程度組、五年級中和高程度組（請見圖3-4）。

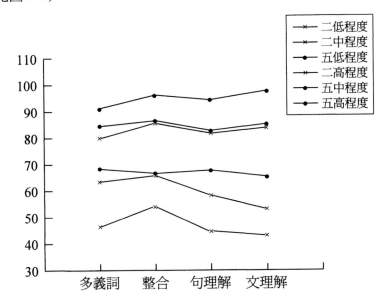

圖3-4　二、五年級學生在閱讀理解上的成績（柯華葳，民85）

　　這樣的結果是符合預期的，但我們要問當學童犯錯，錯誤是怎麼發生的。

　　首先我們看二年級低分組學生的答題情形。其中一個特殊的現象是每一題每一個選項都有人選，有些題目每個選項的選答率幾乎是相近的。換句話說，對多數二年級低程度組的學生來說，他們並沒有讀懂題意，每個答案對不同學生來說都有不同的合理解釋，因此個個雀屏中選。

　　二年級中程度組的錯誤，則可歸納為：

1. 讀字面意思，對於必須推論或是比喻，他們的表現就比較差。例如有一短文形容「球」的視力不佳，又不戴眼鏡，滾來滾去，令人又愛又恨。題目問為什麼球令人又愛又恨？許多學生就以球的視力不佳為答案。

2. 當文句中有多於一個重點的時候，學生常會忽略某些重點。例如題目問「路中變色的棒棒糖指的是什麼？」答案是「紅綠燈」，但有相當於選正確答案的學生人數選「斑馬線」，他們顯然忽略了「變色」這兩個字，這個錯誤會不會是由於記憶容量不足而造成的？

　　這是一個可能性，但有另一個可能是學生以已有的知識來吸收文章的意思，而不在讀出文章的本意來。例如看到「變色的棒棒糖」就以為所讀的是「棒棒糖」。這是粗心嗎？或許是。但下面我們針對此現象有更多的說明。

　　五年級低程度組學生所犯的錯誤形態與二年級中程度組學生很類似，雖然他們答對的比例較高，但他們的錯誤也是多數發生在重點較多、比喻較不熟悉的題目上。他們有一個與二年級學生不一樣的表現，就是當他們犯錯時，他們的錯誤較集中在接近正確但不是正確的答案上。他們並不是隨意

圈選答案，這表示他們的困難在比較與判斷哪一個是最恰當的答案。

　　與二年級學生比，五年級學生多了許多字彙與世界知識，使他更能理解我們所給他們的題目與答案。但與五年級中、高程度學生相比，五年級低程度學生似乎又缺一些知識幫他判斷什麼選擇才是最合適的。

　　這樣看來，既有知識在閱讀理解中扮演很重要的角色。心理學家以基模理論（schema theory）來研究證實它。基模是指我們在記憶中表徵知識的單位。例如當我們提到速食店，我們想到走進一個飲食店，在不多樣的選擇中，找出我們要的餐飲，跟店員說，他就遞給你所要求的，你付了錢就可以享用。這是一個速食店的基模。因此當你到一個陌生國家，進入一家飲食店，你看多數顧客是依你腦中的速食店基模在運作，你也就放心的排隊等候，你知道這與餐廳不同，你不必等人來問你要點什麼。

　　在閱讀上，基模也發揮它的功能。R. Anderson（1994）與他的同事做過一個實驗，他們比較美國學生與印度學生分別都讀有關於美國婚禮和印度婚禮的文章後所能記得的內容與理解，結果請見表3-2。很明顯的美國大學生不熟悉印度文化，印度學生不清楚美國文化，因此與閱讀自己本國文化的文章相比較，他們讀他國文化文章能延伸的想法不多，但所犯解釋上錯誤的數量卻相對的增加（表3-2）。

表 3-2　印度和美國學生閱讀不同文化文章的表現

（摘自 R. Anderson，1984）

	美　國　學　生		印　度　學　生	
	美國文章	印度文章	美國文章	印度文章
事件回憶	52.4	37.9	27.3	37.6
延　　伸	5.7	0.1	0.2	5.4
解釋錯誤	0.1	7.6	5.5	0.3

　　R. Anderson 的研究很清楚的指出美國學生沒有印度婚禮的基模，在印度婚禮文章中所學到的量就沒有他們對美國婚禮文章有的記憶與理解。反之，印度學生亦然。

　　柯華葳（民79）的研究也指出學生會依自己對「家庭」、「父母子女相處」的想法來解釋社會科中某一課有關「家」的課文。

　　以既有知識（或稱基模）可以幫助我們理解和學習新知，這本是閱讀的目的。但若是太依賴既有知識，就像我們上面所提到學生不是由文章中讀出文意，而是依己意讀文意，很可能造成不但不是理解而是誤解。這現象在學生讀社會科的課文研究中也被證實（柯華葳，民79）。

(二)閱讀策略與真理解

　　在閱讀中有「由上而下」和「由下而上」兩種模式。由上而下就是以已知來讀，由下而上是逐字閱讀整合字意。這

兩種模式在閱讀過程中是互補的，例如我們上面提到不認識的字可由上下文來猜即是以「由上而下」的模式來補「由下而上」（認字）的不足。文獻中有人認為指導兒童閱讀應採由上而下模式，幫助他們利用已有的知識來讀，閱讀歷程會更順利些（Goodman, 1986）。但更多研究指出有能力的讀者（skilled reader）閱讀時是逐字由下而上形成理解的（Perfetti, 1992）。

　　柯華葳（民86）為更進一步暸解國小學童在閱讀上的發展情形，設計了一些表面相近，但意思上相似或不同的句子，讓學生在閱讀一篇文章後做判斷，若學童習以已知來閱讀，面對表面相似的句子，如句法結構相同，用字差不多，但意思不同，就會以為這些句子與原來的句子意思是一樣的。

　　柯華葳請二、五年級學生閱讀十二句左右的短文，而後請他們看四種題目，判斷每個題目所說的是不是文章的說法。這四種題目的設計如下（題目例子請見欄二）：

1. 字字相同題：這是與文中的一句話一模一樣。
2. 字不相同，意思相同題：我們使用不同的文字來敘述相同概念。
3. 關鍵字不同，意思不同題：此題用字與原文差不多，但有一、兩個字詞被更換，使意思不同於原來的句子。
4. 意思完全不同題：此題與文中句子結構相同，其意思與全文主旨有關係但卻是不一樣的。

　　基本上，我們預測學童對於答對「字字相同題」沒有困難。但答對它不表示理解，很可能是記憶好。因此，學童答

欄二　閱讀理解例題

　　記得小時候過年，從初一到十五，大街小巷不停的燃放鞭炮，並有三三兩兩臨時組成的樂隊、舞獅隊，到各家各戶演奏「滿福天官」、「天官賜福」的樂曲。每當演奏完畢，主人一定賞以紅包，討個大吉大利，大人告訴我們，這在台灣的年俗裡，叫做「噴春」。

是＿＿＿　否_(4)_ 1.每到過年時，大街小巷不停的演奏樂曲，這在台灣的年俗裡叫做「大吉大利」。

是_(2)_　否＿＿＿ 2.樂隊演奏完畢，主人一定賞以紅包，求個吉祥。

是＿＿＿　否_(3)_ 3.有三番兩次臨時組成的樂隊、舞獅隊，到各家各戶演奏樂曲。

是_(1)_　否＿＿＿ 4.從初一到十五，大街小巷不停的燃放鞭炮。

⑴字字相同題
⑵字不相同意思相同題
⑶關鍵字不同意思不同題
⑷意思完全不同題

對「字不同意思相同」者，表示他的理解已不受文字是否一模一樣的影響，且表示學童理解同義字詞。關鍵字詞不同、義不同的題目是由另一個角度看學生是否注意到字詞所帶來句義的變化。若學生沒注意到，表示他受表面形式的影響甚於文意的影響。若學生以意思完全不同題為正確的，則證明我們的觀察，他們以既有知識閱讀。如欄二所舉的例子，學生讀到過年、大吉大利就以為這是文章所說的意思了。

測驗的結果如我們所預期，閱讀能力較佳者面對一、兩類題目幾達百分之百的正確率，但在三、四類題目上的表現，包括五年級學生在內都容易犯錯。這結果不能以粗心來解釋，因為他們做了不少篇文章都有相同的結果。這只說明了學生們習以「由上而下」的模式來閱讀。

為什麼太依賴由上而下的模式閱讀是不利於理解的？

我們以柯華葳（民 86）的分析為例子。柯氏分析兩組二年級的學生，一組是較依賴聽為學習管道的學生，一組是較依賴讀為學習管道的學生，以下我們就分別稱他們為聽學生與讀學生。兩組學生的國語成績都在中上程度，表示他們在詞彙程度上、理解能力上是相近的。柯氏基本上以聽學生較未掌握「讀」的能力，因此在閱讀上會較依賴用由上而下的模式閱讀。柯華葳分析這兩組學生的閱讀過程與閱讀錯誤，發現聽學生的誤讀率高於讀學童的誤讀率。聽學生會換字讀，如將「孩子」讀成「小孩」、「許多」讀成「好多」，這些是同義字替換，不影響理解。但有些字、詞替換後，意思就不同了，如「多半是」→「多半的」、「果然」→「然後」、

「解決」→「決定」，這就是誤讀。這樣的閱讀自然會影響理解。

在字的辨識上，聽學童的表現並不比讀學童差，但在兩個字以上詞的閱讀，他們就有較多的替換產生，也有較多的誤讀產生。這替換與誤讀基本上是因以由上而下的模式閱讀而產生的。

有心理學家分辨理解（comprehension）與解釋（interpretation）（Perfetti, 1985）：理解是瞭解文本身，解釋是由讀者的想法去看文章，並不是真理解。有研究者提出理解的標準是由文章的觀點或作者的企圖來瞭解文章，其中包括：

1. 整合文章的內容與自己的已知。
2. 兩者若有衝突，再釐清文章的主張及自己的信念。
3. 採用文章中的一些主張做一些事，如寫回應的文章或將原文轉化成其他形式來表達，如戲劇等等（Tierney & Pearson, 1994），這才是真理解。

太依賴由上而下的模式閱讀，也就是用自己所知來解釋文章，常會因過度簡化文章（oversimplification）而形成錯誤的概念（misconceptions）（Spiro, Coulsm, Feltovich, & Anderson, 1994）。Spiro 等人（1994）在長期研究醫學院學生的閱讀行為，發現學生會將表面上相似的概念當做是有相同特徵的概念；將互相有影響的元素當做是各自獨立的元素；將不完全的敘述當做是完整的的概念；將不同的例證歸為有相同屬性的同一類，忽略其中的差異性。這是因他們採用已存在的知識結構或是基模來吸收新知，而且只採用一個或一種來

吸收，結果造成錯誤概念。

　　簡而言之，太強調由已知來閱讀，對真實的閱讀理解來說並不是一件好事。由此看來，如何教導學生逐字逐句讀，由文章中吸取文意，而慢點由自己的意思去解釋文章，是閱讀教學中很重要的一件事。

③ 結語

　　基於大多數學童可以讀，我們也就不太費心，甚至不覺得閱讀會有什麼困難。但當我看到五年級學生較依賴由上而下的模式閱讀時，我是很擔心的。根據閱讀發展來說，五年級學生應該可以透過閱讀吸收新知（Read to learn）（Chall，1983），然而，若我的觀察是正確的，他們讀教科書或許不會有問題，但要讀一些較有內容或是較複雜的資料時，他們或許就放棄不讀，或是有如 Spiro 等人（1994）所描述會導致錯誤概念的閱讀運作，這都不是我們希望看到的。如何幫助他們逐字逐句慢慢讀？還有如何幫助一些學童能發揮其後設認知來閱讀？另外如何培養幼童的興趣閱讀，讓他們從小在閱讀中有知性與感性的享受？答案在許多有關的文章中都提過，要靠我們多去讀。但更重要的是透過讀這些文章，我們在知識上、行動上有什麼新建構，這才是重點，才是真理解。

參考文獻

李俊仁（1997）：Phonological awareness & Chinese, character acquisition in Taiwan children : A reading ability control design research , International Symposium on Cognitive Processes of Chinese Language, University of Hong Kong, Hong Kong, August, 1997.

柯華葳（民 75）：國語科教學過程觀察記。板橋：教師研習會。

柯華葳（民 79）：國小社會科課文理解研究。台北：七十八年度台灣省教育學術論文發表會。

柯華葳（民 80）：兒童對生字的處理。台北：第三屆世界華文教學研討會。

柯華葳（民 85）：國語文低成就學生閱讀理解能力研究 I。國科會專題研究計畫成果報告。

柯華葳（民 86）：國語文低成就學生閱讀理解能力研究 II。國科會專題研究計畫成果報告。

柯華葳、李俊仁（民 85）：國小低年級學生語音覺識能力與認字能力的發展；一個縱貫的研究。國立中正大學學報，7 卷，1 期，49～66 頁。

楊依婷（民 82）：幼童閱讀行為研究。國立師範大學家政教

育學系碩士論文。

Adams, M. J. (1994). Modeling the connections between word recognition and reading. In R. Ruddell, M. Ruddell, & H. Singer (Eds.), *Theoretical Models and Processes of Reading.* Newark, Delaware: International Reading Association.

Anderson, R. (1994). Role of the readers' schema in comprehension, leraning and memory. In R. Ruddell, M. Ruddell, & H. Singer (Eds.), *Theoretical Models and Processes of Reading.* Newark, Delaware: International Reading Association.

Chall, J. S. (1983). *Stages of Reading Development.* NY: McGraw-Hill.

Flavell, J. (1976). Metacognitive aspects of problem solving. In L. B. Resnick (Ed.), *The Nature of Intelligence.* Hillsdale, NJ: Erlbaum.

Garner, R. (1987). *Metacognition and Reading Comprehension.* Newark, NJ: Ablex Publishing Corporation.

Goodman, K.S. (1986). *What's Whole in Whole Language: A Parent, Teacher Guide.* Portsmouth, NH: Heinemana.

Mason, J. M. (1992). Reading stories to preliterate children: A poposed connection to reading. In P. B. Gough, L. L. Ehri, & R. Treiman (Eds.), *Reading Acquisition.* Hillsdale, NJ: Erlbaum.

Mathewson, G.C. (1994). Model of attitude influence upon reading and learning to read. In R. Ruddell, M. Ruddell, & H. Singer (Eds.), *Theoretical Models and Processes of Reading.* Newark, Delaware: International Reading Association.

第三章 閱讀能力的發展

Perfetti, C. A. (1985). *Reading Ability.* NY: Oxford University Press.

Perfetti, C. A. (1992). The representation problem in reading acquisition. In P. B. Gough, L. L. Ehri, & R. Treiman (Eds.), *Reading Acquisition.* Hillsdale, NJ: Erlbaum.

Seidenberg, M. (1992). Dylexia in a computational model of word recognition in reading. In P. B. Gough, L. L. Ehri, & R. Treiman (Eds.), *Reading Acquisition.* Hillsdale, NJ: Erlbaum.

Shu Hua & Anderson, J. (1997). Role of radical awareness in the character and word acquisition of Chinese children. *Reading Research Quarterly, 32,*1, 78-89.

Spiro, R., Coulson, R., Feltovich, P., & Anderson, D. (1994). Cognitive flexibility theory: Advanced knowledge acquisition in ill-structured domains. In R. Ruddell, M. Ruddell, & H. Singer (Eds.), *Theoretical Models and Processes of Reading.* Newark, Delaware: International Reading Association.

Stanovich, K. (1992). Speculations on the causes and consequences of individual differences in early readhin acquisition. In P. B. Gough, L. L. Ehri, & R. Treiman (Eds.), *Reading Acquisition.* Hillsdale, NJ: Erlbaum.

Sulzby, E. (1996). Roles of oral and written language as children approach conventioanl literacy. In C. Pontecorve, M. Orsolin, B. Burge, & L. Resnick (Eds.), *Children's Early Text Construction.* Hillsdale, NJ: Erlbaum.

Tierney, R. & Pearson, P. (1994). A revisionist perspective on learning to learn from text: A framework for improving classroom practice. In R. Ruddell , M. Ruddell, and H. Singer (Eds.), *Theoretical Models and Processes of Reading.* Newark, Delaware: International Reading Association.

第四章

構音與音韻障礙的治療

吳咸蘭　著

① 引言

　　當你在說話的時候，是否檢視過自己的語音是怎麼製造出來，讓別人聽得懂的？對你而言，把話從嘴巴裡說出來的這一連串動作，不費吹灰之力，你的嘴巴每天除了吃東西之外，就屬製造成串有意義的語音，與人建立有效溝通的時間佔最多了！

　　試試看，讓你的腦海呈現一幅圖像，在圖像中有成雙成對的嘴巴，每一對嘴巴都各自用世界上的一種語言對話，你會看到許多嘴巴開開闔闔的動作，有時上下唇碰觸、嘴唇和牙齒碰觸、舌頭和牙齒碰觸、上下牙齒碰觸；嘴巴張開的時候，又會因為雙唇的伸縮呈現不同的口型，而舌頭在嘴巴裡的動作卻不容易看得出來。你還會聽到每一對嘴巴製造出來的各種聲音，當然你聽得最清楚的就是國語，因為那是你自己的語言。你能分辨是一個音、一個字或一句話，但是對於你聽不懂的語言，例如法語、印度語，甚至是非洲的土著語，你卻茫茫然不知如何在一連串的語音中分辨出字句的單位，可是這一對對的嘴巴就像枝頭對唱的鳥兒，一搭一和，對答如流，你不得不驚歎這一小撮說話器官製造出來有高低強弱、有位置變化、有氣流變化的「雜音」居然能成為人類傳達訊息的媒介！是不是一個非洲部落的土著在聽你說國語的時候，

也會有這種如墜五里霧中的感覺呢？

　　經過仔細思考之後，你的結論是：這些嘴巴的主人一定是從小經由敏銳的聽覺管道學說話的時候，腦筋就不知不覺的累積了許多規則，這些規則包括：⑴哪一些類別的聲音會影響話語代表的意義？⑵這些個別的聲音可以容許多大的差異變化而不致影響字的意思？⑶這些聲音要如何排列組合，才能形成字？但是腦筋有一堆語音的規則並不能讓人會說話，還要有一組健全的說話器官執行主人下達的命令，才能把話語清晰的傳達出來，若是沒有這些有共識的規則和靈活的器官，每一張嘴巴只不過是製造噪音的機器罷了！

　　如果把說話的歷程比喻成一條源源不斷的河流，那麼上游是儲存語音規則，發號施令的階段，中游是計畫語音和動作執行的順序，並由小傳令兵遞送執行訊號的階段，下游則是說話器官執行動作，讓語音能清晰傳達的階段，這個階段需要胸腔、聲帶、鼻腔、軟硬顎、牙齒、雙唇和舌頭等主要器官的共同合作。本章篇幅主要在討論下游階段能正確發出語音的能力，亦即一般所謂的構音問題的處理，尤其是無法明確找出感官、構造、神經肌肉等缺陷的「功能性構音障礙」。不過請不要誤以為前述三個階段是截然分立的，河流的上、中、下游也只不過是為了標示河流路徑和方位所做的人為的畫分，上游的水流永遠會往下游匯集，下游出現了污染通常也會往上追溯污染的來源，換言之，任何一種問題的出現都可以尋找到一些關係或脈絡，並由其中思考解決之道。

② 構音障礙與音韻障礙

　　許多語言治療師心中可能常有這樣的疑問：「什麼是音韻（phonology）？」「音韻與構音（articulation）有什麼不同？」這兩個問題的解釋在引言中已經可以尋到一些蛛絲馬跡。我們可以再用一個比喻來說明這兩者的關係，一個灌籃高手在不同的狀況下都能投籃得分，每一次投籃都必須因角度、位置或時機差異而調整動作以投中鵠的，同樣的，說話的人也要在不同的狀況下，依各種不同的語音組合做適度的動作調整，發出不同的語音。但是熟練的灌籃技巧一定要在有共識的遊戲規則之下表現，才能打出一場漂亮的球賽，熟練的說話動作也要依循共同的語音組合的規則才能達到說話的目的。簡言之，音韻是指一個語言所使用的語音系統，它比構音所涵蓋的範疇更廣，構音是指發出語音動作的能力，音韻則同時牽涉到大腦中語音規則的組織、語音辨識和語音表達。如果從一個孩子的語料分析中摘要出以下的語音錯誤：

$$
\begin{array}{llll}
ㄩˊ & ㄙㄢˇ & \rightarrow & ㄩˊ \quad\quad ㄊㄚˇ \\
ㄙㄜˋ & ㄅㄧˇ & \rightarrow & ㄊㄜˋ \quad\quad ㄅㄧˇ \\
ㄈㄟ & ㄐㄧ & \rightarrow & ㄆㄝ \quad\quad ㄐㄧ \\
ㄧ & ㄈㄨˊ & \rightarrow & ㄧ \quad\quad ㄆㄨˊ \\
ㄊㄞˋ & ㄧㄤˊ & \rightarrow & ㄊㄚˋ \quad\quad ㄧㄚˊ
\end{array}
$$

　　我們發現，雖然這個孩子的發音有明顯的錯誤，但是這些錯誤似乎呈現出一些規則，例如，有持續氣流的語音（ㄙ、ㄈ）會發成氣流在同樣的位置被阻斷的語音（ㄊ、ㄆ）；在聲母之後的聲隨韻母（ㄢ、ㄤ）和複韻母（ㄞ、ㄟ）的韻尾都被省略，換言之，一個字完整的音節結構被簡化了（註一）。如果這樣的規則經常出現在這個孩子的說話行為中，我們或許可以從音韻的角度來看他（她）的語音問題，也就是說，從這個孩子的語音分析中去思考其內在語音系統是如何組織的，例如，在自然說話時，他（她）會發出哪些語音，不論這些語音是不是用在適當的字上？這些音就是他（她）的語音目錄（phonetic inventory）。在他（她）的語音目錄中是不是缺乏有持續氣流（以下稱擦音）這一類的語音？是不是在他（她）學習說話的過程中尚未發展出某些不同特質語音的對比差異，就如擦音和氣流被短暫阻斷而爆破出的語音（以下稱塞音）之間的差別？此外，在他（她）的語音概念裡，字的音節結構是不是只有聲母和一個單韻母的組合（CV），所以會把其他較複雜的結構全部簡化？

　　多年以來，語言治療師對語音矯治的出發點是從教新的語音動作開始，一次教一個音，然後逐步建立語音的穩定和類化，因為發音錯誤被認為是說話的人做不到發出某語音的動作，所以治療的方法和教學活動也都是站在訓練發音動作的基礎上，認為一旦個案能發出正確的音，並且在不同的語言層次（如單音、字詞、句子）上練習該語音的動作順序，新的行為即可逐漸類化。美國自三〇年代起以 Charles Van

Riper爲代表的構音治療理念，至今仍影響深遠，而且依然被廣泛使用。

　　大約自七〇年代起臨床工作者看待構音障礙的角度出現轉變，原來的焦點是放在正確和錯誤的語音是怎麼發出來的，但是在關於兒童音韻發展和音韻分析的研究相繼出現之後，思考的方向漸轉移至兒童在學習語言過程中爲什麼會出現錯誤的語音，以及兒童是如何習得自己語言中的音韻系統，因此也有更多的心力投注在研究正常兒童在發展音韻系統的過程中會出現哪些類型的錯誤，漸漸達到與大人一致的清晰度。David Ingram 在一九七六年出版的 *Phonological Disability in Children* 對語言治療有重要影響，因爲 Ingram 首次在書中針對語言治療師提供了音韻分析在臨床上的運用（Edwards, 1994）。基本上，以音韻的理念爲基礎的治療認爲說話的人有語音錯誤是因爲他們還未學會有區別的使用某些語音，或者字的音節結構，所以治療活動通常會融入學習語音的對比和語音結合的規則。

　　理論上區分這兩種治療理念似乎很容易，但實際上，正常的語音表達本來就同時牽涉到發音的動作層面和在語言中的使用規則，兩者相互交織，可謂一體兩面。就臨床而言，個案發音錯誤是因爲說話動作的問題，語音認知的問題，或兩者皆有，其實不易判別，甚至不可能得知。即使某人構音問題的原因較偏向上述其中一種層面，但是由於動作和語言層面兩者的密切關係，治療方法通常也會融入兩種理念，只不過比重可能不同。就如語音錯誤不易判斷其根源一樣，治

療方法有時也很難判斷是屬於強調說話動作或音韻規則，有些教學活動事實上同時助長兩方面的發展。Bernthal 和 Bankson（1988）就認為，雖然理念上可以從說話動作和語音認知的層面區分，治療應該可以融入兩種理念的技巧。但不可否認的是，從發展的角度看兒童的語音學習和清晰度問題的確為語言治療師開啓更廣闊的思考空間，並為有嚴重構音和音韻障礙的孩子提供更有效率的服務。

一、明明：兩歲十一個月

談到構音治療，語言治療師通常會以三歲，甚至四歲做為開始介入的年齡，一般而言，這樣做是因為兒童在三、四歲以後認知、語言和行為等各方面的發展都比較能讓治療師在不受其他因素的干擾下進行構音的矯治。這裡要提出的問題是，語言和語音的發展是不是可以輕易截然畫分？如果你時常接觸語言表達發展遲緩的幼兒，應該會發現這些孩子大部分都伴隨著說話不清晰的問題。這裡指的幼兒大約在二十四個月到三十六個月之間，他們的語言表達主要仍然停留在單詞階段。在規畫這類孩子的治療方案時，語言治療師通常會以擴展表達性詞彙和詞彙的組合做為主要的目標，但是構音與音韻在詞彙擴展的過程中是否也扮演一部分角色？以下我們就用一個口語表達發展遲緩兒童的案例來說明語言發展和語音習得兩者互相為用的關係。

明明，兩歲十一個月，父母的憂慮是，明明的口語表達

顯然不如同齡的孩子，因為他現在還只會說單詞，說出來的話也常讓人聽不懂，他用手勢多於用口語溝通。父母有時教他仿說，他偶爾願意模仿，有時則完全拒絕。

　　明明的出生和一般健康狀況都良好，母親指出，明明嬰兒時期一直都算安靜，一歲十個月左右才開始確定的叫「爸爸」、「媽媽」。聽力測驗結果確定明明聽力和中耳功能都正常；嬰幼兒發展測驗施測結果顯示，與動作發展和社會行為比較，明明的語言發展有顯著的落後，尤其是語言表達。為了更進一步瞭解明明的說話能力，治療師準備了適當的玩具，由母親與孩子互動，誘發明明說話，治療師在旁記錄明明說出的語詞及溝通行為，母親也同時提供一份明明在家中會使用的語詞記錄。統計結果顯示，明明的表達性詞彙量約在五十到六十個字之間。針對明明的語詞和語音，治療師統整出以下三個項目：

1. 詞彙目錄（word inventory）

　　明明會主動使用的全部詞彙，語音也以完整的詞彙為單位做記錄，例如：

要　　一Ｙˋ		杯子　ㄅㄟ	
葡萄　ㄅㄨ　ㄅㄚˊ		月亮　一ㄝ　　一Ｙˋ	
球球　ㄅㄛˇ　ㄅㄛˊ		狗狗　ㄅㄛˇ　ㄅㄛˊ	

2. 語音目錄（phonetic inventory）

　　從詞彙的分析中整理出明明會發出的語音，不論該語音是否在適當的語詞中出現，例如：

　　　一　Ｙ　ㄛ　ㄝ　ㄨ　ㄅ　ㄉ

3. 核心詞彙（core vocabulary）

根據孩子的日常需求、溝通用途、興趣和現有的語音目錄，同時參考父母的意見為他選擇可以擴展的詞彙。

兒童語言發展初期是以整體的詞彙為單位，而不是從分析字當中的語音學起（Menn and Stoel-Gammon, 1995）。這樣的觀念在 Ingram（1976）的書中已有討論，Ingram 引述 Ferguson 與 Farwell（1975）的研究指出，在最初五十個字的發展期，孩子不是只學習語音系統，主要是學習一套字彙，特定語音系統的習得是在字彙習得的過程中逐步建立的。此外，在這段發展期，孩子對字彙有選擇性，也就是說，他們願意學的新字彙通常是含有已經會發的語音，同時會排斥含有不會發的語音的字彙。Girolamentto 等人（1997）根據文獻指出，一般發展約在適齡範圍，唯字彙表達明顯落後的幼兒的語音能力可能是影響其詞彙擴展的因素之一，換言之，有限的語音目錄和音節結構常常限制了口語表達的擴展。此外，他們也提出 Stoel-Gammon（1991）的建議，認為對於字彙量少於五十個字的孩子，介入的目標應該放在繼續擴展表達性詞彙；對於字彙量超過五十個字的孩子，介入的目標應該以擴展表達性詞彙、擴展語音目錄和音節結構同時並重。這些雖然都是針對英語系統的研究，但是就一般的語言發展而言，對於像明明這樣的孩子在字彙與語音的擴展上能提供什麼方向？從上述治療師所統整出的三個項目已經可以看出，以完整的詞彙為單位記錄語音是瞭解孩子會發哪些音、音與音之間如何互相影響，和音節結構等所不可或缺的。就技術上而

言，根據Bleile（1997）和筆者的經驗可以歸納出以下幾個原則：

1. 選擇的字彙已經含有孩子會發的語音，也就是以孩子已經會的語音為起點擴展字彙。
2. 選擇的字彙含有孩子不會發的語音，也就是利用字彙增加新的語音知識。
3. 對語音的選擇應該考慮是不是孩子正在出現的語音，或者是不是很容易就刺激出來的語音。
4. 訓練父母成為孩子日常生活的示範者和誘發者。
5. 要以對孩子有意義的互動和對話方式進行活動。

二、維維：五歲

目前從事語言治療的工作者最大多數的個案可能是學齡前及學齡階段的構音障礙的孩子，這些孩子有些只有一、兩個錯誤語音，經過短期矯治，就能如期「畢業」，有些則有多重的錯誤語音，需要至少半年的訓練，更嚴重者可能持續一、兩年，雖有進步，但速度緩慢，連語言治療師都可能懷疑是孩子自然的進步，或是治療的成效。當然，構音治療的進步成效與構音問題的嚴重程度、孩子的行為和語言能力、治療師的理念和教學方法，以及家長的配合度都有關係。相信語言治療師也會發現，有嚴重構音問題、進步速度緩慢的孩子所帶給治療師的挑戰更能引發我們思考構音和語言之間的關係。

　　面對一個有明顯構音錯誤的孩子，語言治療師到底要從哪裡開始處理？如何處理？是應該先強調語音的學習、語言的刺激，還是口腔運動的練習？如果重點放在語音的學習，應該如何選擇最初的目標？這些問題都關係到治療師的理念，自然也影響到教學的方法。我們再用一個有說話問題的孩子為例，說明在治療方法上可能採用的不同理念與策略。

　　維維足齡五歲，自小說話發展就比較慢，常讓人聽不懂，父母原以為長大自然會清楚，但是到了五歲仍與同齡孩子有一段差距，雖然他的語言理解都算很好。現在維維已經明顯感覺到自己說話不清楚的問題，有時別人聽不懂，他寧可放棄溝通。父母擔心這樣會影響到維維的學習和與同儕的人際關係，因此向語言治療師尋求協助。

　　維維聽力檢查一切正常，自小除了出現過幾次中耳積水之外，健康狀況都算良好。畢保德詞彙測驗施測結果顯示，維維的分數略高於同齡標準。在與治療師的自然互動和對話中，維維的行為和配合度都很適當，唯在敘述事情時，使用的句子比較短。以下是維維的語詞記錄摘要：

語詞	語音		語詞	語音	
手帕	ㄍㄛˇ	ㄅㄚˋ	葡萄	ㄅㄨˊ	ㄅㄠˊ
蘋果	ㄅㄧˊ	ㄅㄛˇ	衣服	ㄧ	ㄅㄨˊ
蛋糕	ㄍㄚˋ	ㄍㄠ	電話	ㄅㄧㄝˋ	ㄨㄚˋ
太陽	ㄍㄚˋ	ㄧㄚˊ	樓梯	jㄡˊ	ㄅㄧ
鋼琴	ㄍㄚ	ㄐㄧˊ	狗	ㄍㄛˇ	

卡車	ㄍㄚˇ	ㄍㄜ	花	ㄏㄨㄚ		
剪刀	ㄐㄧㄝˇ	ㄍㄠ	汽球	ㄐㄧˋ	ㄐㄧㄡˊ	
洗澡	ㄐㄧˇ	ㄍㄠˇ	草莓	ㄍㄠˇ	ㄇㄟˊ	
雨傘	ㄩˇ	ㄍㄚˇ	長頸鹿	ㄍㄚˊ	ㄐㄧˇ	jㄨˋ

　　經過評估之後，維維開始接受每週兩次，一次四十分鐘的構音治療。

　　治療師接下來要做的決定是：⑴選擇開始介入的目標，⑵選擇治療策略。不論是目標或治療策略的選擇，都可能跟語言治療師是採用說話動作（motor speech）或語言認知（cognitive-linguistic）的理念有關，很有可能語言治療師在採用某一種策略時，並不清楚背後的理念是什麼，只因為它用出來看得到成效，或者同時也因為這種方法已經用習慣了。就如前文所言，即使理念上可以區分，在實際的治療方法上常常互相為用。在英語系國家的研究中已經有許多從不同模式出發而設計出的治療方案和步驟，例如由 Charles Van Riper 所建立的傳統構音治療法、McCabe 和 Bradley 設計的多重語音法（Multiple phonemic approach）、麥氏知覺動作法（McDonald's sensory-motor program）、Weston 和 Irwin 設計的刺激搭配法（Paired-stimuli approach）、以區別性特徵（distinctive features）為設計基礎的治療法、以音韻歷程（phonological process）為設計基礎的治療法等等（Creaghead et al., 1989; Bernthal & Bankson, 1988）。這些治療方案沒有一種能告訴你它可以適用於所有的構音問題，還是要語言治療師依

據個案的個別差異在不同的階段選擇可能有用的方法，因此要把構音治療的方法和程序按部就班的規畫出來，好讓大家能照單行事，那是不可能的。即使語言治療師聲稱自己所使用的某些方法比其他的方法更有效，似乎也並沒有足夠的資料能印證這一點。總之，在目前的階段，每一個語言治療師都可能是對的，但是也有可能每一個人都是在自認為有效的盲點下從事周而復始的工作。以下就用維維的例子來介紹語言治療師或許可以採用的方法，並且以 Blodgett 和 Miller（1989）規畫的治療方案為基礎，加入筆者自己的經驗綜合整理出針對此一類目標行為的治療策略。

三、目標音的選擇

通常目標音的選擇可以從幾個層面考慮：
1. 測試新的語音的可塑性（stimulability）
治療師發出一個單音、音節或一個詞，讓個案清楚的看到和聽到治療師的示範，然後跟著說出來。如果個案能正確說出來，可能表示錯誤的語音比較容易經過指導獲得進步，也比較容易帶給個案成就感並增加學習動機。如果個案在詞彙階段就能模仿出來，那麼就要從詞彙開始刺激，不須從單音學起。

從維維的語詞記錄中約略可以看出，與同齡孩子比較，維維的語音目錄比較少。治療師針對語音目錄中沒有的語音一一做測試，發現唯有／ㄆ／、／ㄈ／在沒有聲帶振動的條

件下能正確模仿。

2. 尋找語音脈絡 (phonetic context) 的影響

人說話時發出的任何語音都可能受到相鄰語音的影響，在某一些語音脈絡中發錯的音可能會在某一特定的語音脈絡中說對。如果真能找到這樣的關係，表示這個音已經在個案的語音目錄中，治療師也無須費心再從原點教起，如此可以增加時效。目前國內並沒有一套檢測語音脈絡的工具，所以通常是從個案的語料中尋找某一錯誤語音偶爾會正確發出的語音脈絡。

在維維的語料摘要中可以發現，通常被／ㄍ／取代的／ㄉ／在說「電話」時卻能出現正確的／ㄉ／；此外，在說「樓梯」時也能說出正確的／ㄉ／。這樣的現象可以說明，不論／ㄉ／是不是出現在適當的語詞中，至少它是在維維的語音目錄中，而且是在與韻母／一／結合的脈絡中出現，這或許可以做為選擇目標音的起點。

3. 依據兒童的語音發展階段選擇

如果鼻音（ㄇ、ㄋ）和塞音（ㄅ、ㄆ、ㄉ、ㄊ、ㄍ、ㄎ）是比較早發展出的音，而擦音（ㄒ、ㄙ、ㄕ、ㄈ）和塞擦音（ㄐ、ㄑ、ㄗ、ㄘ）是比較慢發展的音，那麼目標音或許可以從應該較早發展的音之中選擇，但是根據筆者經驗，在各種考量因素中，語音的發展階段往往佔次要地位，因為如果／ㄙ／比／ㄊ／容易刺激出來，那麼就不用再考量應該先學哪一個音才是對的。

4. 選擇出現頻率較高的語音

如果一個個案的錯誤音也是這個語言出現頻率較高的語音，對清晰度的影響可能也比較大。雖然在英文的文獻中已經有關於英語各語音出現頻率的統計（Bernthal & Bankson），但是中文似乎並沒有這方面的資料。

從維維的語料分析中也可以看出，雖然他有許多替代和省略的錯誤，但是這些錯誤似乎呈現出一些規則。這些規則大致整理如下：

1. 不送氣音取代送氣音，如ㄅ／ㄆ、ㄉ／ㄊ、ㄐ／ㄑ、ㄍ／ㄎ。
2. 塞音取代擦音，如ㄅ／ㄈ。
3. 塞擦音取代擦音，如ㄐ／ㄒ。
4. 舌根音取代舌前的音，如ㄉ、ㄊ、ㄓ、ㄔ、ㄕ、ㄗ、ㄘ、ㄙ都被ㄍ取代。
5. 滑音取代邊音，如 j／ㄌ。
6. 音節簡化，如音節中有ㄢ、ㄤ、ㄞ、ㄥ等韻母的韻尾都被省略。
7. 受到前一語詞影響的同化音，如ㄅㄨˊ、ㄅㄠˊ、ㄅㄧˊ、ㄅㄛˇ

經過以上的分析，治療師認為以舌根音取代的行為應該是影響清晰度最大的，因為被ㄍ取代的語音最多，又因為ㄉ曾經出現在維維的語詞中，所以決定以ㄍ、ㄎ和ㄉ、ㄊ這一組對比的語音做為起點。

③ 治療階段和策略

一、建立孩子對新的語音的認識

　　可以用「舌尖的聲音」這樣的名稱幫助孩子理解我們有些聲音是在嘴巴前面發出來的。這個階段主要是讓孩子從聽的練習中先認識新的語音的特質，教學方式則可以在有趣的活動中先加入無意義的音節，再漸進至有意義的字。以下是活動範例：

1. 用彩色的圖畫紙和孩子一起摺一些紙飛機，同時準備一個籃子。治療師說：「我們有些聲音是從嘴巴前面發出來的，我要把它們叫做舌尖的聲音，因為這些聲音都是從我們的舌尖發出來的，你聽聽看這個聲音——ㄊㄨ。現在我們來做一些有舌尖聲音的飛機，然後我們輪流讓飛機飛到籃子裡，每一次飛機飛出去的時候，你都會聽到我說一個舌尖的聲音。注意聽唷！」治療師陸續發出ㄊㄨˋ、ㄊㄧˋ、ㄅㄚˋ和其他結合不同韻母的組合，並且以帶點誇張的方式表現。

2. 拿一個硬紙箱，一面挖空，做成一個電視螢幕，還可以幫孩子畫上頻道和音量指示，給孩子幾個手指玩偶

（可以有一小組孩子），每一個玩偶都有一個含有舌尖音的名字，如「多多」、「弟弟」、「太太」、「兔兔」，利用手指玩偶幫孩子想一個電視節目，由治療師說故事，孩子跟著故事內容移動玩偶。你能利用這些舌尖的聲音幫孩子想一個有趣又好笑的故事嗎？

二、建立對語音對比的認識

這個階段是要讓孩子認識到，兩個不同的語音發出來的字會代表不同的意思。我們可以從下面的活動中看出，治療師的目的仍然是先從自創的音節漸進至有意義的字，以避免先有語意的混淆。

1. 和孩子討論舌尖聲音和喉嚨聲音的差別，每當治療師說出一個舌尖聲音的時候，就要孩子碰碰自己的嘴唇，每當治療師說出一個喉嚨聲音的時候，就要孩子碰碰下巴到頸部之間的凹處。為了增加趣味，也可以把喉嚨的聲音比喻成青蛙的聲音。接著治療師和孩子一起從作廢的報章雜誌中剪下一些各式各樣，甚至滑稽古怪的人頭，貼在有胖有瘦的紙筒上，如果孩子喜歡，還可以畫上稀奇古怪的身體，每一個人再給一個稀奇古怪的名字，而這些名字都要能達到語音對比的目的，例如「鍋鍋」和「多多」，「咖咖」和「它它」等，治療師鼓勵孩子一起編一個故事，再由治療師說出來，孩子演戲，但是要確定孩子不會搞混每個人的名字。

2. 設計一些含有對比音的圖畫，例如兔子／褲子，帶子／
蓋子，躲起來／裹起來，將這些圖畫畫在一張紙上，
但不要配對排列，再準備幾張小的圖畫紙，跟孩子說：
「我們用這些圖畫紙做成一本小書，先剪下我唸到的
圖畫──兔子……褲子。好，我們先把兔子和褲子貼
在這一頁上，因為這兩個音聽起來很像，只不過兔是
舌尖的聲音，褲是喉嚨的聲音。」治療師繼續用同樣
的解說方式讓孩子完成其他的配對，每一個配對是一
頁，最後加上封面，上面標明是舌尖聲音和喉嚨聲音
的小書。你還能想出哪些配對呢？

三、練習發目標音

在孩子理解到這兩種對比語音所代表的溝通意義之後，
治療師指導孩子進入發音的階段。在這個階段的活動中，治
療師對孩子的回應並不以發音的準確度做為優先考量，而是
依孩子要表達的意義來回應。教學活動也是從音節漸進至有
意義的字。

1. 重新利用先前丟紙飛機的活動，但是這次治療師說：
「我們今天再玩一次紙飛機的遊戲，我先丟，不過我
要給我的飛機取個舌尖的名字──ㄊㄚˋ，現在換你，
你想給飛機取什麼舌尖的名字？……ㄉㄧˋ？這是個
很好的舌尖的名字！」在輪流的過程中，治療師也會
適度給孩子提示，如手碰碰雙唇，以舌尖動作示意，

必要時直接以聲音提示。

2. 和孩子一起從報章雜誌尋找一些有舌尖聲音的圖畫或照片，例如電視、頭、踢球、躲迷藏、蛋糕、太陽等等，先將找到的圖畫做下記號，在回頭問孩子要先剪哪一張，等孩子說出後讓他剪下，必要時治療師也給予提示，再把剪下的圖畫貼在自己的小書上。你是不是也能利用這些圖畫想個猜謎遊戲呢？

四、練習發出對比語音

經由對比語音的練習穩定語音在有意義的字詞中的掌控。

1. 治療師讓幾個有類似構音問題的孩子加入，讓孩子輪流說出一個可笑的舌尖聲音和喉嚨聲音，大家聽到是舌尖聲音就要一起跳起來，聽到喉嚨聲音就要像木頭人。

2. 治療師讓孩子各自從家裡帶來一、兩個名稱有舌尖聲音和有喉嚨聲音的玩具或書，介紹給大家，並且由治療師給予不同程度的協助，利用這些名稱玩故事接龍。

在維維學習舌尖音與舌根音對比的過程中，治療師發現維維說「雨傘」不再是「雨ㄍㄚˇ」，而是「雨ㄅㄚˇ」，這或許是可喜的現象，因為他開始將治療的效應類化到其他語音中，建立更多的語音差異。接下來治療師就可以把目標放在ㄙ、ㄈ（擦音）和ㄅ、ㄊ（塞音）的對比上，把擦音說成是長長的音，像蛇、絲巾的感覺，把塞音說成是短短的音，

像水滴，小豆豆的感覺，你能從這樣的感覺出發，為維維設計哪些活動呢？

　　就以上的治療方式，有幾點仍值得討論。第一，聽知覺訓練是否必須先於發音訓練仍是被質疑的問題，因為許多構音障礙的個案在分辨正確語音和錯誤語音上並沒有困難，而且聽知覺訓練不見得能對誘發語音產生效果，此外，直接從發音訓練開始也會見到顯著的成效（Bernthal & Bankson, 1988）。我認為上述治療方式的初步階段是在建立個案的語音覺知（phonological awareness）能力，並幫助個案建立語音的對比，但是也可以同時搭配一些直接刺激目標音的工作，例如用語音置位法（phonetic placement）或語音漸進修正法（sound approximation）結合視覺、聽覺和觸覺線索，誘發正確的語音位置（參考附錄），畢竟傳統的構音治療法仍然有相當的成效。第二，上述的目標語音雖然也包括維維尚未建立的ㄎ與ㄊ，但是由於這一組的教學活動是針對語音位置的對比，所以當維維仍然以ㄍ和ㄅ來取代時，治療師會暫時忽略，日後再針對送氣與不送氣的對比做訓練。第三，並不是每一個個案都必須從最簡單的語音結構開始訓練，如果個案已經能從有意義的語詞開始，就應該以此為起點，同樣的道理，並不是所有語音的訓練都要從口腔運動或單音練習開始做起，而是要以個案所能接受的最高語言層次為起點。

④ 結語

　　不論每位語言治療師具有什麼理念或採用什麼技巧，我們或許可以提出的問題是：若是針對一個個案，這些方法和技巧是不是能達到相輔相成的效果？回顧構音治療的演變史，從早期以知覺動作爲基礎的訓練，到七〇年代起逐漸進入臨床領域的音韻分析理念，以及近幾年 Hoffman 等人（1992, 1993）所鼓吹的「全語言」（whole-langnage approach）治療理念，我們可以看出，構音與音韻障礙的治療已經逐漸走向理念整合的趨勢，從過去以建立個別的小能力爲起點的作法逐漸走向重視以溝通爲本位，在有意義的互動情境中建立新行爲的作法。不論新的理念是否有足夠的實證支持，這樣的趨勢都值得我們思考如何在考量治療時效的同時，兼顧構音與語言、學習和溝通之間密不可分的連結。

◈ 註解

註一：關於國語的音節結構，請參考鍾榮富（本書）〈漢語的語音與音韻〉一章。

附　　　錄

語音置位（phonetic placement）指導

一、語音置位法可能使用的技巧

1. 用壓舌板操控構音器官，使其置於正確的發音位置。
2. 治療師用手指操控構音器官。
3. 以口語描述發音方法並給予指示。
4. 利用能顯示嘴巴和鼻子氣息的工具。
5. 利用圖解，如聲譜圖（spectrogram）。
6. 利用手的觸感或面紙的飄動來感覺語音中的氣流。
7. 利用鏡子觀察治療師和個案的發音。
8. 感覺聲帶的振動。
9. 畫出構音器官的圖表或圖畫幫助發音。
10. 發音時配合看舌譜圖（palatogram）。

二、誘發技巧

／ㄙ／

示範／ㄙ／音的特質：舌的前端幾乎碰到上齒槽，將氣流從舌尖與上門牙的縫隙中輕輕釋放出，聲帶不發聲。

1. 可以依以下步驟指導個案：
   (1)舌根兩側微微提起，觸到後方上面的牙齒。
   (2)將舌尖放在上門牙後面，然後輕輕往後移動一點點。
   (3)牙齒閉合，微露隙縫。治療師將自己的指尖放在個案嘴前正中央，然後說：「把風慢慢從你的舌頭上面，朝我的指尖吹出來。」
2. 要倒引氣流由門牙中間吹出，可以使用下列技巧：
   (1)治療師指尖放在個案鼻子距離三吋處，要個案將／ㄙ／的氣流往上吹向你的指尖（用個案自己的手指也可以）。
   (2)上下門牙輕輕咬住舌尖，將吸管夾在舌頭和上門牙中間，讓氣流從氣管中集中吹出。
   (3)用壓舌板或吸管輕輕自舌的中線移動出來，讓個案感覺到氣流的路徑。
3. 用壓舌板直接指點舌頭的位置，要個案將舌尖放在指點的位置上，慢慢將壓舌板抽出，讓個案順著壓舌板將氣流吹出。

　　與語音置位稍有差異的誘發方法爲語音漸進修正法（sound approximation），以下爲幾種／ㄙ／音的漸進修正技巧：

　　4. 牙齒閉合，自牙縫吸氣，再順勢自牙縫吹出。

　　5. 先要個案發出類似英文中之 [θ]，再慢慢將舌尖移動至上齒槽。

　　6. 由／ㄊ／修正爲／ㄙ／。

　　7. 由／ㄩ／誘發／ㄙ／。

　　8. 由／ㄋ／誘發／ㄙ／。

　　9. 由／ㄌ／誘發／ㄙ／。

　　10. 由／ㄈ／誘發／ㄙ／。

／ㄒ／

　　1. 要個案模仿安靜時發出的「噓」聲，在噓聲過程中，雙唇由圓狀漸變爲一字狀，最後再加入／ㄧ／。

　　2. 由／ㄏ／修正爲／ㄒ／。

／ㄎ、ㄍ／

　　1. 用舌根頂住硬顎，屏氣一秒鐘，以舌根接觸點發出咳嗽聲。

　　2. 先說ㄤ，延長鼻音，再將氣流由舌根接觸點摩擦出。

　　3. 用壓舌板指點舌根位置。

參考文獻

Bernthal, J. & Bankson, N. (1988). *Articulation and Phonological Disorders.* Englewood Cliffs: Prentice Hall.

Bleile, K. (1997). *New Strategies for Treating Children's Articulation and Phonological Disorders.* Maryland: American Speech-Language-Hearing Association.

Blodgett, E. & Miller, V. (1989). *Easy Does It For Phonology.* IL: Lingui Systems.

Creaghead, N., Newman, P., & Secord, W. (1989). *Assessment and Remediation of Articulatory and Phonological Disorders.* Columbus: Merrill Publishing Company.

Edwards, M. L. (1994). Phonological process analysis. *Children's Phonological Disorders: Pathways and Patterns.* Maryland: American Speech-Language-Hearing Association.

Girolamentto, L., Pearce, P., & Weitzman, E. (1997). Effects of lexical intervention on the phonology of lake talkers. *Journal of Speech-Language-Hearing Research, 40,* 338-348.

Hoffmann, P. R. (1993). A whole-language treatment perspective for phonological disorder. *Seminars in Speech and Language, 14,* 142-152.

Ingram, D .(1976). *Phonological Disabilities in Children.* New York: Elsevier.

Menn, L. & Stoel-Gammon, C. (1995). Phonological development. *The Handbook of Child Language.* Oxford: Blackwell Publishers.

Peters-Johnson, C., Hoffman, P., & Norris, J. (1992). *Whole-Language Intervention for Children with Articulation and Language Disabilities.* Maryland: American Speech-Language-Hearing Association.

第五章

幼兒口吃與父母參與

楊淑蘭　著

　　因為年幼的兒童尚無能力自我照顧，無論是物質上的需要、心靈上的撫慰和安全上的保護，都需要成人的協助，因此父母在兒童的成長與發展上扮演著舉足輕重的角色，尤其是對於一個口吃的兒童，父母的角色更是重要。Yairi（1997）指出探討口吃幼兒的家庭環境對於口吃理論、口吃研究及臨床的介入都有很大的影響，他同時也指出以下幾個因素，例如口吃者的高復原率、缺乏有效預測口吃發展的指標和評估治療效果資料不足等問題的影響，對於學前兒童的口吃問題究竟應該是等待觀察，還是推薦不必要又昂貴的治療，對於治療師已形成兩難的衝突。姑且不論該等待觀察或立即接受治療，父母在口吃治療中扮演著何種角色，早在 Johnson（1942）提出錯誤診斷理論（diagnosogentic theory）時，已引起極大的爭論。

　　本文之目的便在由文獻整理的過程，探討父母在學前口吃治療中的角色如何轉變。筆者首先將由歷史演進的角度來討論父母參與學前口吃治療的影響，之後將說明直接治療與間接治療的理論依據，指導式與非指導式之治療哲學，並介紹幾個治療方案提供治療師參考，最後討論數個臨床上的重要議題。

① 由歷史演進看父母參與幼兒口吃治療

　　一般而言，治療師建構口吃治療是根據他所相信口吃發生的原因，因此有關口吃治療的方法便隨著當時流行的口吃發生學理論而改變。除此之外，因為心理治療的目的在幫助案主改變不適應的行為方式，口吃理論也時常和當時盛行的心理治療理論有著密切的關係，例如當 Carl Rogers（1954）提出他的案主中心學派心理治療，強烈的反對 Freud 的古典精神分析理論，便有一些幼兒口吃治療是採用 Rogers 的觀點；又如行為主義盛行時，另一些治療師便應用行為改變技術來減少幼兒口吃的發生，以下筆者將詳細說明父母參與幼兒口吃治療是如何隨著歷史而演進。

一、三〇年代：Wendell Johnson 的錯誤診斷理論和 Freud 的古典精神分析

㈠Wendell Johnson 的錯誤診斷理論 (diagnosogentic theory)

　　在三〇年代，Iowa 大學是美國最重要的口吃研究機構，Wendell Johnson 在那裡提出有名的錯誤診斷理論（Johnson,

1933, 1942），他認為口吃的發生是因為父母將正常的語暢不順當做是口吃，而這樣的認定帶給孩子更多對說話的焦慮和恐懼，孩子為避免父母所不期望的說話方式，反而引起更多的口吃，而有效的治療便是減少孩子這些焦慮性的期待（Johnson, 1959），Johnson 的理論似乎意味著父母要為孩子的口吃負起更大的責任，因此許多給家長的建議便因應而生，其中最有名的便是「給口吃孩子母親的一封公開信」（Johnson, 1959, 1962），Johnson 在信中敘述了哪些是一個母親應該做的，哪些是不該做的（do's and don'ts），Johnson 的理論吸引了許多追隨者，他們致力於改變父母的態度、想法和行為，遠超過矯正孩子的語言問題。這一群治療師認為提供有關語言發展的資訊給父母，可以幫助他們瞭解正常的語言發展，他們教導父母避免打斷孩子說話，即使孩子說話不順，絕對不可以認為孩子是口吃，除此之外，他們還要求父母做一個良好的聽眾，每天記得講床邊故事，並和孩子快樂相處。這些服膺 Johnson 理論的治療師認為增加孩子對口吃的覺察會使口吃問題惡化，他們建議父母不要提到任何有關口吃的事，不要使孩子覺察到自己的語言問題，因此 Johnson 取向的治療又叫「間接治療」（indirect intervention），這個取向雖叫做間接治療，實際上這樣的治療是非常教導式和權威式的，關於這一點，筆者將在指導式與非指導式治療哲學一節中詳細討論。

　　Schuell（1949）和 Sander（1959）可說是 Johnson 的忠誠追隨者。Schuell（1949）建議和口吃兒童的父母舉行三次的

晤談，在第一次時，治療師應與父母建立真誠合作的治療關
係，誠懇的邀請父母分享他們的問題，另外，他也用《文蘭
社會成熟量表》來瞭解孩子的行為和親子關係。第二次晤談
時，他告訴父母訂出一個固定的時間規律性地和孩子說話，
他也教父母在特定的時間觀察孩子的語言，例如用餐時、遊
戲時和就寢時。父母同時也要告訴其他的家人不要批評孩子
說話的方式。在第三次晤談時，治療師幫助父母統整他們所
觀察到的資料，父母往往會發現原來他們對孩子所做的事增
加孩子的不安全感和緊張，以致造成孩子的口吃。因此 Scheull
要求父母做到以下幾點：(1)設計一些能和孩子建立同伴關係
的活動，(2)計畫一段時間讓他們可以完全注意和照顧到孩子，
(3)設計一個方案以幫助孩子在一般的活動中建立他們的信心，
(4)安排一些活動培養孩子說話的信心。

　　Sander（1959）認為治療師在與父母一起工作時，最重要
的事是處理父母的態度和行為，父母親合作的態度是治療成
功必備的條件，Sander 認為除了告訴父母哪些是該做的和哪
些是不該做的之外，他建議治療師必須從父母處得到詳細的
個案史，包括口吃的發生、口吃的發展與父母對口吃的態度。
Sander（1959）發現父母經常過度關心和批評孩子說話的方
式，Sander會幫助父母釐清實際的狀況和父母的想像。在San-
der的方案中，父母必須學會認出正常和異常的語暢不順，停
止糾正孩子不順的說話方式，減少對孩子說話的干擾，尤其
是給孩子愛和安全感。做這些活動的目的是在使父母瞭解什
麼是正常的語言發展，而且幫助父母認清自己的不安全感，

為什麼一定要要求孩子說話完美無缺。Sander認為Carl Rogers（1942）包容尊重的治療氣氛的重要性遠超過直接的教導，他也同時採用了 Johnson 的理論，建議家長減少家中的時間壓力和衝突，表現出對孩子說話的興趣，花更多的時間與孩子相處，因為透過這樣的參與可以幫助孩子經驗成功的喜悅，也由說話得到更多的回饋，Sander 強調父母應該克服自己的不安全感和要求孩子說話流暢的心理需求，他也要求父母做一個良好的傾聽者，對孩子正常的語暢不順保持平常心。

㈡ Freud 的古典精神分析（classic psychoanalysis）

在三○年代，除了 Johnson 曾經提到的錯誤診斷理論，有一派學者是採用 Freud 的古典精神分析的概念來說明口吃的成因，他們認為引起口吃的是不良親子關係所形成的潛意識衝突所造成的癥狀。例如，Wood（1948）根據歷時兩年包括五十個案主的研究，認為功能性語言異常是和不良的家庭適應有關的，Wood強調口吃的治療不僅要處理口吃問題，而且要處理整個家庭的問題，他為家長實施人格測驗，而且建議家長透過閱讀進行自我分析，那將有助於減少兒童的語言問題。又如 Glasner（1949）指出參加他的治療方案的七十個小於五歲的口吃兒童，都出現了一些情緒問題，其中 54%的兒童有餵食的問題，27%有尿床的問題，20%過度的恐懼和做惡夢，其他還包括吸吮大拇指，手足間的忌妒和咬指甲。Glasner（1949）認為在語言發展階段出現的情緒緊張會影響語言的順暢，他指出三類口吃兒童的問題是由情緒困擾所造成：

第一類的口吃是由於混淆、不確定和動盪不安的家庭環境引起的，假如把環境中的不良因素除去，兒童的語言問題便會消失；第二類的口吃是由於長期為父親所拒絕，如能透過母親與教師的協助，兒童的口吃和神經性症狀也會進步；第三類口吃兒童經常是依賴、焦慮、害怕、情緒不穩定的，Glasner認為這三類口吃兒童的父母通常具有過度保護、溺愛、過度焦慮和過度完美主義的性格，因此他們認為預防性的處理應該從五歲前開始。

Clark 和 Synder（1955）為青少年前期口吃兒童的父母設計了一個團體治療，他們發現大多數口吃兒童的父母傾向於掌控型和拒絕型，他們經常表現出過度保護、不適當的批評和完美主義，Clark 和 Synder（1955）認為治療的目的雖然不在改變家長的個性，但是透過與其他同樣有口吃孩子的家長分享他們的情感和想法，將有助於改變家長對孩子的態度和想法。

Perkins（1992）認為不安全感和害羞是產生學前兒童口吃問題的溫床，他也建議父母應捫心自問以下的問題：

1. 我是否只是在自己高興、喜歡的時候，才對孩子情感和注意的需要做反應？
2. 我是否過於縱容或權威？
3. 多久一次，我專心一意和孩子說話？
4. 多久一次，我真心傾聽？
5. 多久一次，我讓孩子覺得他／她是特別的？
6. 多久一次，我讓孩子覺得我是值得信任的？

7. 我是否舉例來教導孩子容忍？

8. 當我教育孩子時，是否維護孩子的尊嚴？

9. 當我設定一些限制時，是否傳達我的關心和瞭解？

10. 我是否做了公平和誠實的模範？

11. 我是否避免標籤孩子那些令我困擾的行為，例如害羞和口吃？

　　Perkins（1992）認為減少害羞便可減少口吃的現象，假如父母設定合理的期待，而且給予孩子足夠的支持，孩子便不需要口吃，因此父母要預防孩子口吃便應該從孩子出生後就力行這些建議。

　　綜合而言，由三〇年代到五〇年代，Wendell Johnson 的理論是最受歡迎的，雖然如此，古典精神分析也影響了當時對口吃發生學和治療的解釋，直到目前，即使實證研究的證據並不能支持這兩派的治療效果，但仍然有許多治療師受到這兩派學說的影響。

二、五〇年代 Rogers 的案主中心取向

　　從五〇年代到六〇年代，有一批治療師受到 Carl Rogers（1942, 1951）以案主為中心的治療理論影響，這些治療師包括了 Andronico 和 Blake（1971）、Guerney（1964）、Murphy和 Fitzsimons（1960）。在 Rogers 的第一本著作中，他曾經報告一個以案主中心學派治療口吃的案例，這鼓舞了當時許多的語言治療師，他們接受 Rogers 的理論，相信教導和說服是

無法幫助案主改變的，只有透過包容真誠和尊重的治療氣氛，案主才能自由的探索自己的問題，之後案主也才能自我接受，建立自尊和自信，發揮潛力改變自己的行為。因此治療師在與學齡前口吃兒童的父母進行治療時，最重要是提供接受、同理和瞭解（acceptance, empathy and understanding），透過個別或團體的方式與父母進行諮商，提供父母自由安全的探索和表達他們對孩子和對孩子口吃問題的情感、態度、想法和行為的機會。Murphy和Fitzsimons（1960）認為家庭環境產生的壓力會帶來焦慮，使孩子產生不適應的防衛，導致口吃問題的發生，所以與父母的諮商就是要幫助父母瞭解孩子的需要，建立有助於孩子成長的家庭環境，將可以減少孩子的口吃問題。Murphy和Fitzsimons經常使用的諮商技巧包括：同理、反映、澄清和歸納。例如，治療師會做以下的反應：「小明的口吃越來越使你感到挫折而擔憂。」「聽到小明口吃，使你覺得痛苦，也使你覺得緊張難過，關於這些你願不願意多談一點？」

Guerney（1964）以及Andronico和Blake（1971）也應用Carl Rogers的理論訓練父母在家應用遊戲治療來減少口吃問題，透過治療師的督導和在家長成長團體的討論，口吃孩子的父母將會增加他們對孩子感覺的瞭解和他們自己對孩子的情感反應，之後，家長將會把注意力放在孩子整個的人格，而不再僅僅是孩子的語言問題。這樣同理性的瞭解幫助父母建構親子間正向的互動關係，將改善孩子的說話問題，服膺Rogers學派的治療師並不直接處理孩子的語言問題，而且絕

對是非指導式、非控制和開放的，他們反對給家長建議，因為指導式的治療取向，治療師視自己為權威，而這樣的方式被 Rogers 學派的治療師認為是妨害父母的探索和加深他們的罪惡感，例如治療師說「我建議你」、「我鼓勵你」，會抑制父母和孩子自我的成長，這種上對下的關係將被父母模仿而類化於親子關係之中，如此不僅無法減少孩子的口吃現象，反而會使口吃增加。雖然很少治療師純粹使用 Rogers 的理論來處理口吃問題，但卻有許多治療師受到他的學說精神的影響。這些治療師強調處理父母的情緒和提供一個安全不受評斷的治療氣氛，使父母能夠自由開放的探索自己關心的重點。

三、六〇年代行為主義的盛行

雖然行為學派的治療早於二〇年代就已開始，但對口吃治療並無廣泛的影響，直到十九世紀中期才在美國及英國盛行起來（Silerman, 1996）。行為主義的科學家認為科學心理學應該是建構在嚴格的實驗控制之下，這個想法強烈地挑戰古典精神分析認為心理的不適應是導源於母親與孩子幼年時埋藏於潛意識的心理衝突。三〇至四〇年代行為主義學者建構了許多動物實驗以證實他們對行為學習的假設，五〇年代他們又將這些實驗轉移至人們身上，而且發展了一系列的行為改變技術，六〇年代，行為主義在社會科學領域盛行，而行為改變技術也被用於不同的行為改變上，處理的對象包括父母和兒童。

　　O'Dell（1974）認為父母參與行為改變技術將有以下的益
處：⑴父母有學習能力，在實施行為改變技術的過程覺得有
滿足感。⑵可以同時訓練許多父母，省時省力，節省專業人
員的人力資源。⑶行為改變技術導源於行為學派，具有理論
基礎，目標行為不會被視為病態的行為，父母喜歡這種形態
的治療方式。⑷父母學習行為改變技術可以用於治療之外的
自然的情境中。在 O'Dell（1974）所整理的文獻發現訓練父
母實施行為改變技術，可以成功的改變孩子不良的行為，非
常值得推廣。

　　一些語言治療師認為只是同理支持和真誠是不足以改善
孩子的語言問題，他們企圖在與父母工作時加入行為主義
（Gregory, 1986; L. Johnson, 1980, 1984）。例 如：Gregory
（1986）要求父母記錄孩子在不同情境下的口吃情形，並畫
成圖表，做為個別諮商和團體諮商的材料。Well（1987）在
他的環境改善方案中，認為在孩子正向行為出現時，父母應
該立即給予鼓勵；Linda Johnson（1980, 1984）應用行為理論
來幫助口吃兒童的父母參與治療，她的技術包括蒐集親子互
動時的語言樣本找出語言行為的基礎線，教父母確認正常與
異常的語言不順，教父母在日常生活中使用選擇性的注意（當
孩子說話流暢時，給予口語或非口語的鼓勵；忽視他／她的
口吃）。她同時也教導父母使用正向的溝通技巧，例如反應
（reflection）、延伸（expansion）、開放式的問題和主動傾聽
的技巧，她發現大多數的家長都很快的學會，她也發現在九
個口吃孩子中有七個口吃減少了，而且不需要額外的治療，

她認爲選擇性的注意有效的減少口吃。

　　近年來，Onslow、Andrews 和 Lincoln（1994）使用行爲學派的制約原理訓練一個四歲口吃孩子的父母對不順暢和順暢的語言使用口語的制約，在沒有口吃的情境，父母給予讚美，如「好孩子，你說了這麼多都沒有不順的字」、「你說得真好，我剛剛聽到的都說得很順」（Onslow, Andrews, & Lincoln, 1994, p.1246）。結果在治療結束後的一年，口吃的音節降低一個百分點。一九九六年，以Lincoln、Onslow、Lewis 和 Wilson 等人（1994）的研究爲基礎，用相同的方式教小學口吃兒童的父母在日常生活中實施行爲制約，一年之後的評估，口吃兒童組在三個語言情境（和父母、朋友說話、講電話）口吃音節降低了一點五個百分點。

　　簡言之，行爲學派自從六〇年代盛行至今，行爲改變技術仍然用在口吃治療，而且能夠成功的減少口吃頻率。

四、七〇年代 Bandura 的社會學習理論和 Ellis 與 Beck 的認知治療

　　正如 Newell（1996）所說：行爲治療學派的光環在七〇年代來臨之前逐漸暗淡，繼之而起的是 Bandura 所提出的社會學習理論和 Ellis 與 Beck 等人所提倡的認知治療，吸引研究者和治療人員的注意，受到這兩種理論影響的人，他們認爲人的行爲不是環境制約或操弄的產物，相信社會學習理論的治療師認爲人是能夠透過觀察而主動學習，而接受認知治

療學說的治療師相信人會自我監控、自我示範、自我增強來減少非期望的行為或學習期望的新行為,廣義而言,社會學習理論也是一種認知治療(Newell, 1996)。

當然這一波新思潮也影響了當時的語言病理學界,那些認為父母的語言行為將是孩子學習的典範的學者,便建議治療師與父母應該使用良好的語言行為以便做為好的模範,這些好的語言行為包括降低說話速度,使用簡短的句子,語句之中做較長的停頓等等(Botterill, Kelman, Rustin, 1991; Gregory, 1973, 1986; Ham, 1990)。如同 Gregory 所提「我們教給父母所有我們教給孩子的方法,以便父母能做個好榜樣」(Gregory, 1986, p. 285)。

Botterill 和他的同事(1991)教父母指認出會干擾孩子說話流暢的因素,並且改變這些不利的因素,包括:和孩子溝通時說話太快、不良的傾聽態度和輪流說話的習慣、太快反應,和使用複雜和意義太難的句子。Ham(1990)列出七個步驟做為父母實行的原則:(1)父母在治療中觀察治療師的語言示範。(2)父母選擇幾個情境做語言示範。(3)父母使用適當不費力的語言行為(輕柔的聲音或減少 10%的速度)。(4)治療師應該確認父母雙方都一起努力做好的示範。(5)父母要求所有的家人和朋友都使用適當的語言方式。(6)父母提供自我監控的說話錄音帶,而且觀察孩子說話。(7)治療師對於父母的努力給予讚許。

另一方面,認知學派的治療師認為思考是影響人類感受和行動的重要因素(Ellis, 1962; Beck, 1976),他們努力的探

索刺激與反應之間的中介變項，也就是認知，因此認知治療是根據訊息處理模式以處理被扭曲和不適應的想法（Weishar, 1996），亦即認知是影響人類功能的最大因素。受此影響，語言治療師開始關注口吃父母的認知形態和錯誤觀念（Luper & Mulder, 1964; Conture, 1990; Cooper, 1990; Leith, 1984）。

Luper和Mulder（1964）認為父母對口吃問題的錯誤概念不僅增加父母對孩子的不當反應，而且妨礙他們對孩子的行為做出合理的解釋。Leith（1984）提到口吃兒童父母的思考方式將影響他們對孩子的反應，例如父母認為孩子是用口吃來氣他，那麼將更加生氣，因此治療師一般而言會遇到三類家長：(1)擁有正向認知的父母，瞭解孩子的感受而且非常支持孩子。(2)對口吃持中性態度的父母，並不像第一類父母那麼支持孩子，但也不至於妨礙治療。(3)對孩子口吃抱持負向態度的父母，甚至會處罰孩子，這對治療有最大的負向影響。

一般而言，口吃孩子的父母開始時總會對於自己造成孩子的口吃而有罪惡感，不幸的，假如他們不知如何處理孩子的口吃，將會增加他們的挫折感和無助感，同時加強他們災難性的想法，Leith指出父母認知形態的形成融合了以下的因素：(1)他們覺得失去一個正常的孩子。(2)他們否認孩子的問題。(3)他們認為孩子是故意口吃的（Leith, 1984, p. 66）。因此，Leith認為父母首先需要宣洩他們悲傷的情感，之後治療師再向父母解釋並不是父母的緣故造成孩子的口吃，因為造成口吃真正的原因並不清楚。Leith（1984）特別強調注意那些本身也是口吃者的父母，因為他們時常抗拒接受孩子有口

吃問題，他們會認為孩子從他們身上學到口吃，最重要的是治療師應該幫助父母釐清兩個不同的想法，一個是關於他們自己的口吃，一個是有關孩子的口吃。一九九○年，Conture認為有四種類型的父母：(1)對孩子的正常性不順暢相當關心。(2)對孩子的口吃漠不關心。(3)孩子有一些口吃，父母表示適度的關心。(4)孩子有溝通問題，父母表達合理程度的關心。他也列出第一類父母常出現的三種刻板化的思考（Conture, 1990, p. 96）

1. 為什麼小華不是樣樣都正常（像我一樣）？

2. 我先生（太太）是錯的，他卻認為是我把孩子教壞了。

3. 這個問題會遺傳給後代子孫。

這些僵化的思考很難處理，需要數次與父母諮商，Cooper（1990）也建議父母公開的討論口吃，以便打破對口吃的非理性思考（p. 21），他建議以四個理性和客觀的想法來駁斥這些對口吃的負向思考：(1)沒有人造成口吃或者必須因為它而受責備。(2)口吃並非錯誤或糟糕的。(3)造成口吃的原因相當複雜，因此孩子需要幫助。(4)治療可幫助孩子有許多進步。

總結而言，學前口吃治療中有關父母參與的方式經常是跟隨心理治療、口吃理論和治療師個人對於父母應該如何幫助孩子語言的想法而發展的，然而尚有兩大議題值得探討，就是所謂「間接」對「直接」治療和「指導式」對「非指導式」的治療哲學，筆者將在下一節探討。

② 兩種爭論：「間接」對「直接」治療和「指導式」對「非指導式」的治療哲學

一、「間接」對「直接」治療

　　根據Blumel（1932, 1957）的說法，口吃的發展可以分為兩個階段：傳統上第一階段是使用非直接的治療和環境的改善；第二階段才採取直接的治療（引自 Luper & Mulder, 1964）。Conture（1990）清楚的定義非直接的治療是「在一般的治療中不使用明顯的、外在的、特殊的溝通技巧來改善或改變孩子說話的流暢性」；相反的，直接治療是用「外顯的、直接的方式企圖改變孩子說話的方式和相關的行為」（Conture, 1990, pp.93-94）。Manning（1996）指出：假如孩子表現出較多的緊張、掙扎和不順暢的語言行為，那麼可能採取直接方式的治療，加強流暢性或修正孩子的口吃是較佳的處理，直接的處理包括認定發生口吃的事件，對照順暢的語言和不順暢的語言。簡言之，直接的治療是治療師根據孩子的需要，選擇有益的活動，直接應用於孩子的身上，但間接的治療便不這樣做。

　　筆者曾經提到過Johnson（1942）提出的錯誤診斷理論認為增加孩子對口吃的覺察，反而使他們因為想避免口吃，形

成更多的緊張和害怕，產生更多的口吃。Johnson（1961b）甚至指出 Bannock 和 Shshone 的印地安人沒有口吃這個詞，因此父母不會注意孩子口吃的現象，而沒有所謂口吃的問題。因此，Johnson 和他的擁護者認爲父母不應該對孩子提起任何與口吃有關的事務，當孩子口吃時保持平常心（Brown, 1949; Johnson, 1959, 1961a, 1961b; Paterson, 1958）。所以孩子的重要他人，如父母、教師、主要的照顧者等都成爲治療師處理的對象，從四○年代到六○年代這個觀點非常的盛行，在口吃治療的處理策略中被稱做間接治療或環境操弄的策略（Manning, 1996）。

　　之後，在六○年代開始，間接治療的效果和時間的投資都受到質疑，許多研究者開始研究父母語言方式對孩子口吃的影響和間接治療的效果。例如：Guitar（1984）整理了數個研究結果（Ainsworth & Gruss, 1981; Cooper, 1979; Conture, 1982 和 Van Riper, 1973 等等），Guitar（1984）提出的結論認爲這些間接治療研究中孩子的口吃問題雖然被治癒了，但是這些研究並未控制自然復原的發生率。又如 Costell（1981）重新檢驗這些間接治療的建議，他認爲治療師並沒有權利要求家庭改變他們的生活風格。因爲這些學者對間接治療的反對，直接治療開始成爲主要的口吃治療方法（Berstein Ratner, 1992; Ham, 1990）。

　　Nippold 和 Rudzinski（1995）統整了七○年代以後驗證父母的外在反應與孩子口語關係的研究，發現口吃孩子的父母與沒有口吃孩子的父母在語言行爲上並無差異。因此他極力

主張直接治療不論在效果和時間上都較間接治療爲佳。

綜合而言，支持直接治療的治療師認爲直接治療的效果和在時間上的花費都遠優於間接治療的效能，而且也沒有證據顯示間接治療者對口吃發生學的看法是得到支持的。

不幸的，這樣對治療截然二分的方式造成了一些問題，Luper和Mulder（1964）認爲治療師難以將口吃孩子明顯的區分爲兩類，而且也不應該僅僅提供兩類的治療給所有口吃的孩子，他們建議治療師在規畫治療計畫時應考慮以下的因素：

1. 孩子的年齡：越小的孩子越應該將治療的重點放置於環境因素的改善，亦即表示學齡前的孩子較不適合直接處理孩子的語言行爲，而做較多的改變重要他人的行爲來幫助孩子的語言發展。
2. 口吃第二癥狀的數量和嚴重性：孩子出現越多第二癥狀則應該採用越多的直接治療，因爲這樣的孩子發展爲嚴重口吃者的危險性也越高。
3. 對口吃的覺察：孩子對口吃有越多的覺察則需要採取越多的直接治療，因爲孩子希望能控制自己的語言方式。
4. 父母的能力：一些父母有他們自己的危機事件需要處理，例如酗酒、嚴重的心理或經濟問題，他們缺乏能力實施治療的計畫，使用直接治療對孩子而言是較有利的。

Conture（1990）以及 Luper 和 Mulder（1964）的看法是一致的，他認爲語言問題的本質比孩子的年齡更重要，因此

在擬定治療計畫之前，治療師應該將治療視為在直接與間接治療的連續向度上，並綜合考慮以上所提的各項因素。Ham（1990）也贊成結合直接和間接治療兩種方式，事實上近年來折衷主義較以前盛行，有越來越多的治療師同時採用兩種治療方式來處理學前兒童的口吃問題（例如：Andronico & Blake, 1971, 1984; Botterill, Kelman, & Rustin, 1991; Conture, 1990; Guitar, 1984; Gregory & Hill, 1984; Kelly & Conture, 1991; Manning, 1996）。

二、「指導式」對「非指導式」的治療哲學

筆者提出指導式的治療哲學與非指導式的治療哲學旨在強調兩種治療取向精神之不同，稍早時 Carl Rogers 把他的治療取向叫做非指導式的心理治療，意味著案主是有潛力，能瞭解自己的問題和幫助自己復原的。諮商師的工作是接受案主所有的感覺，Rogers 強調諮商師的態度例如真誠、尊重和無條件的積極關懷勝於諮商技巧（Zimring & Raskin, 1992）。之後，雖然 Rogers 將他的學派名稱改為「案主中心學派」，案主仍然是治療中的主要角色，因此在非指導取向的治療中，治療師相信在自由和開放性的探索中，案主將朝著自我成長的方向發展。相反的，在指導式的治療取向中，治療師扮演著專家、大師和教導者的角色；案主則被視為外行者、學生和病人，他們需要被教導、訓練和治療。例如在行為學派中，治療師使用增強和消弱的原則來操弄行為的改變，因此治療

師提供的服務是技巧的訓練和行爲的塑造。然而指導式的治療與非指導式的治療亦是在一個連續向度的兩端，近年來越來越多的治療師在他們的治療方案中融合了這兩種取向，這是另一種形式的折衷主義。

由以上文獻的歸納與整理，發現學齡前兒童的口吃治療受到當時心理治療取向的影響，Van Riper（1973）指出與父母一起工作解決孩子的口吃問題，父母帶著他們個人的問題和個性進入治療，無可避免的治療師將與父母的整個人格接觸，甚至是與他們的整個家庭互動。所以折衷取向治療方式的流行，原因是它採用了兩個治療取向的優點而丟棄了他們的缺點，治療師可以直接對孩子做治療，也重視對父母的教育以使他們成爲好的說話模範、良好的傾聽者和負責任的父母。除此之外，治療師對於父母給予充分的同理心和支持，幫助父母自由探索他們的感受和問題，他們也教導父母如何認定說話中的口吃現象，如何去監控他們與孩子的互動，甚至在家中扮演一位語言治療師。

總括而言，近年來語言治療師傾向於同時使用直接和間接治療，他們也彈性的使用指導式和非指導式的方法來符合不同孩子和父母的特質和需要。下一節筆者將介紹一些適用於學齡前口吃兒童父母的介入方案，他們處理的對象可能包括孩子或父母或兩者都有。

③ 適用於學齡前口吃兒童父母參與的治療方案

一、Johnson（1961a, 1961b, 1962）治療方案

Johnson的治療方案在美國是語言治療師最熟悉的方案之一，因爲它發源於美國口吃研究的重鎭Iowa大學，逐漸形成一股勢力，蔚爲風潮，作者歸納其要點如下：

1. 提供有關兒童語言發展的客觀資料給父母，幫助他們認清正常語言發展的現象，以便父母能發現自己對孩子語言表現完美主義的要求。

2. 不要標籤孩子說話不順暢是口吃，而且也不啓動造成口吃的惡性循環。

3. 減少會引起兒童說話不順暢的情境，例如：讓孩子感到緊張、害羞、過度興奮、匆促、過度競爭、話題太過深奧，或者和難以取悅的人說話。

4. 做一個好的傾聽者，讓你和孩子都覺得談話是很愉快的事。

5. 安排愉悅的時間和孩子相處，例如：床邊讀故事、說故事，和分享個人生活點滴。

6. 避免使孩子處在激動的狀態，避免太多的嘲弄或嘮叨

和抱怨。

7. 對於新的經驗和問題，讓孩子事先有心理準備。

8. 幫助孩子增加新的字彙。

9. 幫助孩子訓練自己，而且讓他們知道自己是被愛的。

Johnson 有名的「做」與「不可做」（do's and don'ts）原則經常出現在他所發表的文章中，其中最為著名的便是〈給口吃兒童母親的一封公開信〉（Johnson, 1962），他所提的建議便如以上所列舉的原則，筆者認為可能有許多父母看了這些原則會覺得自己實在不是一位好父親或好母親，因為自己未能做到好父母的角色，應該為孩子的口吃問題負起最大的責任。然而似乎在 Johnson 的看法裡孩子是十分脆弱的，不能承擔壓力的，筆者認為這似乎是過度保護孩子了。

二、Murphy 和 Fitzsimons（1960）治療方案

在 Murphy 和 Fitzsimons（1960）的方案中，他們的目的在幫助父母更瞭解孩子的需要，而且建立一個對孩子心理建康有益的環境，使孩子不需要以口吃來滿足心理需求。Murphy 和 Fitzsimons 認為孩子的口吃影響父母的自尊心，甚於影響孩子本身，而且口吃也反映出家人之間受傷的關係。因此透過真誠、支持、同理的治療氣氛，父母能夠探索自我，對自己的感受或孩子的感受能有所領悟，這些能夠幫助他們處理孩子的口吃及處理他們與孩子間的關係。Murphy 和 Fitzsimons 的親職諮商是根據以下的原則來進行：

1. 孩子是父母自我的延伸。

2. 孩子必須知道自己是被愛和被家人所接受的,他們被視為獨立的個體,假如能夠滿足孩子這些需要,他／她將不會有情緒上的問題。

3. 具有完美主義傾向的父母時常為孩子的表現設定嚴苛的標準,這樣會使得孩子感到沮喪而失去自信。

4. 過度保護是父母拒絕孩子所形成的反應。

由於服膺 Rogers 的理論,Murphy 和 Fitzsimons（1960）的親職諮商中特別著重瞭解父母的感覺,首先他們提供父母可以宣洩自己的感受和態度的機會,他們認為不論是否直接為孩子做治療,應該儘可能將父母納入方案的程度越多越好。他們也認為無懼於說話遠比說話沒有口吃來的重要,以糾正父母不切實際的期待,他們提供個別和團體的諮商方式,並且將諮商過程轉譯為逐字稿,讀者可以由他們的逐字稿來學習這個取向的治療方式。

事實上很少有治療師如同 Murphy 和 Fitzsimons 一樣完全應用案主中心學派的治療理論來處理口吃問題,他們的方法有助於父母宣洩他們的感受和舒解親子之間的緊張關係,但對於孩子口吃問題的療效仍是曖昧不清的。

三、Luper 和 Mulder（1964）治療方案

關於父母的心理需求,Luper 和 Mulder（1964）認為兒童是父母的延伸,父母為兒女優秀的表現感到驕傲,然而孩子

的口吃打碎父母的夢想，而且口吃問題是無法把它藏在家裡的這點，給父母更多的焦慮，因此 Luper 和 Mulder 建議治療開始於傾聽父母的抱怨，並給予他們保證，絕對不會讓他們孤獨的面對孩子的問題。之後，提供有關口吃的資料以減少父母對口吃的錯誤觀念和他們的擔心與焦慮。

除此之外，Luper 和 Mulder（1964）也給父母一些原則性的指導，例如：「不要讓孩子知道你擔心他說話的方式」，「不要讓孩子對把話說好，感到過度的焦慮」（p. 53）。他們要求不要標籤孩子說話不順暢，在孩子說話口吃時表現平常心。他們更進一步設計了簡單的表格幫助父母監控在日常生活情境中對孩子說的話，找出孩子與家人間正向與負向的互動，記錄孩子發生口吃的情境和何時孩子的口吃現象會增加。簡言之，Luper 和 Mulder 是融合 Johnson 以及 Murphy 和 Fitzsimons 理論的重點，一方面提醒父母哪些是該做的，哪些是不該做的，另一方面也重視父母的感覺，他們更使用檢核表來幫助父母檢核自己的語言、孩子的口吃、孩子和家人的互動。遺憾的是他們並未報導方案的成效如何。

四、Van Riper（1973）治療方案

Van Riper（1973）認為父母帶著不同的需要、情感、態度和想法進入治療，他認為如果治療師不瞭解父母的需要和他們關心的重點，一味只是給一些建議，那樣只會加重父母的罪惡感，覺得因為自己不夠盡職而造成孩子的口吃。因此，

Van Riper 認為在親子諮商中，治療師應先向父母搜集豐富的訊息，而且幫助他們將注意力置於現在能做什麼，因為責備過去所犯的錯誤是於事無補的。之後，治療師請父母記錄孩子說話最流暢和最不流暢的情境，父母觀察治療師與孩子互動的狀況，觀察活動完成之後，父母再與治療師一起參與治療活動，最後父母在治療師的觀察下單獨與孩子進行治療活動。

每個單元之後，治療師將和父母討論進行的活動和他們使用的理由，除此之外，治療師也幫助父母處理孩子其他的問題，像是餵食、睡覺，手足間的爭吵等問題。有些父母有著個人的問題，則將他們轉介給其他的專業人員。治療師鼓勵父母參加團體諮商與其他也有口吃孩子的父母互動，或者邀請其他口吃孩子的母親拜訪他們和他們分享經驗和感受。治療師幫助父母自己去發現什麼是該做的，甚麼是不該做的，Van Riper 強調父母與治療師之間的關係是包容的、支持的和幫助的氣氛，一連串探索式的晤談，使父母緊繃的心情得以舒解，更正向和有創造力的使用他們的能量。

歸納而言，Van Riper（1973）強調治療師的態度是以「案主為中心」的，但是他仍會要求父母觀察和學習語言技巧以幫助他們的孩子，更進一步，他也應用社會學習理論（Bandura, 1969），讓父母與遭遇相同問題困擾的父母一起分享他們的感受和經驗，因此這是典型的折衷主義之方案。

五、Zwitman（1978）治療方案

Zwitman（1978）認爲二到五歲孩子的語言發展在一種加速的狀態中，惡質的環境將加重語言系統運作的負擔而造成口吃的問題，因此他認爲早期口吃治療的目標在幫助父母建立一個免於說話壓力的良性家庭環境，Zwitman（1978）將他的方案稱做「兒童管理方案」（p. 28），包括兩個主要部分，共有七次。茲介紹如下：

第一部分

第一次和第二次：當孩子發生口吃時該如何反應，以及如何處理環境中產生的說話壓力。

第三次：父母如何增加孩子的自信和安全感。

第二部分

第四次：父母如何處理孩子無心的犯錯。

第五次：父母如何處理孩子有意的犯錯。

第六次：父母如何對孩子的錯誤行爲建立一致性的處理方式。

第七次：父母如何增強孩子正確的行爲（例如：和手足和好相處），這包括如何使用星星圖。

Zwitman 不僅在每個主題中解釋哪些是該做的，哪些是

不該做的，並且設計了問卷和檢核表幫助父母記錄和回顧他們在日常生活中和孩子的互動，Zwitman 的整本書如同使用手冊，可以做為治療師在規畫治療方案的參考。

六、Cooper（1979, 1990）治療方案

Cooper（1979, 1990）最關心的是父母親對於口吃的態度，他指出假如父母對孩子說話不順的現象有負向的態度和感受，將父母納入治療當中是十分重要的。因此 Cooper（1979）認為在治療的初期，治療師應該努力瞭解父母對口吃的知識和態度，之後提供有關兒童語言發展的正確訊息，以便修正他們對孩子說話不順暢的負向態度，他也鼓勵父母以開放的態度和孩子討論口吃的問題，因為父母如果對口吃問題感到羞愧，孩子也會學到相同的態度。他用拆雷管的比喻（defuse stuttering）和父母討論如何除去對口吃的羞愧和害怕，並有助於增加孩子說話順暢的知覺和態度（p. 74）。

在給父母的小冊中，Cooper 教父母使用口吃蘋果圖（stuttering apple）找出口吃發生的狀況，如果口吃頻率越高，接受治療的需要越大。除此之外，他建議父母和孩子討論口吃，而且問自己以下的問題：

1. 我對孩子的口吃覺得有罪惡感嗎？
2. 因為孩子的口吃我責備自己嗎？
3. 我覺得口吃是一件丟臉、令人難堪或很糟糕的事嗎？
4. 我因為孩子口吃而對他／她生氣嗎？

5. 我對孩子抱怨他／她的口吃嗎？

6. 當孩子口吃時，我是否沒有耐心或生氣？

Cooper 指出唯有當父母不認為口吃是糟糕的，孩子才可能對口吃和他們自己採取正向的態度，父母應該傳達他們並不會因為孩子口吃而生氣或責怪他／她做錯事情，Cooper 也認為父母應該做個良好的語言示範，用適當的速度說話。最後 Cooper 也使用「父母對口吃態度量表和檢核表」來評估父母的態度、觀念和治療的進展。

總而言之，Cooper（1979, 1990）強調治療師應將治療的重點放置在處理父母對口吃的態度，他同時也教導父母修正自己的語言方式以便做為孩子學習的對象，Cooper 的理論融合了認知和社會學習理論，因此 Cooper 的方案可以說是認知取向的。

七、Costello（1981）治療方案

Costello（1981）強烈反對對學前口吃兒童使用間接治療，他認為並無資料顯示治療師給予父母的建議，例如做一個好的傾聽者、提供好的語言示範、不要注意孩子說話不順暢的現象和減少孩子說話時的干擾，可以明顯改善孩子的口吃問題。他認為教孩子如何使用流利的說話方式對於學前的口吃問題是最有效的。父母在治療中的角色是學習和孩子相同的語言技巧，因此開始時父母觀察每一次的治療，而且提供一些想法讓治療師能夠在以後的治療中使用，治療師教父

母如何使用這些技術和解釋父母被期望如何做，然後父母計算口吃和正常的不順出現的頻率，之後在治療師實施治療中孩子說話流暢時給孩子增強，逐漸的父母在治療師的督導下自己使用學到的技術，Costello的結論認為父母和孩子都喜歡這個方案，而且這個方案也幫助孩子改善口吃問題。

　　簡言之，在Costello（1983）的方案中父母在家扮演治療師的角色，他也強調治療師和父母同時直接治療孩子的口吃問題是有效的處理策略。

八、Leith（1984）治療方案

　　Leith（1984）著重在父母的認知形態，他認為父母的負向認知形態是學前兒童口吃治療最棘手的部分，抱著負向思考的父母可能會拒絕治療師的協助，Leith鼓勵治療師寄一封信或打電話以便接近父母，幫助父母表達他的情感和與治療師分享孩子的進步。尤其是對於那些本身也是口吃者的父母，治療師不僅要幫助父母釐清他們對孩子和對他們自己的兩套不同的認知方式，而且也要給予保證，治療師將會協助他們解決孩子的口吃問題。

　　Leith（1984）也建議治療師和父母探索以下的領域，以便發現問題的解決方法：(1)父母的哪些情感是和口吃有關的？(2)父母對孩子口吃的反應是什麼？(3)兄弟姊妹對孩子口吃的反應是什麼？(4)同儕如何對孩子口吃做反應？(5)孩子的家庭環境如何？安靜和輕鬆嗎？(6)父母有多少時間和孩子相處？

(7)孩子與家人之間的關係如何？(8)詢問父母參與治療的意願，並向父母解釋做什麼、為什麼、如何做。

Leith（1984）寫了一封信描述語言和口吃的發展而且教導父母在孩子發生口吃時如何反應，他也建議治療師在與家長溝通時不要使用專業術語。總括而言，Leith（1984）方案的主要貢獻不僅是注意有口吃孩子父母的認知形態，也注意到本身是口吃者父母的認知混淆現象。

九、Linda Johnson（1980, 1984）治療方案

L. Johnson（1980, 1984）提出以行為主義為基礎的方案，她認為父母親有能力改變他們自己的思考、情感和行為，但他們需要治療師的協助一步一步的實行這些改變。她認為父母的諮商和環境的改善越早開始越好，以便得到最好的效果。首先，她要求父母搜集三次，每次半小時孩子與父母互動的說話樣本，之後，治療師測量父母說話的速率，並計算孩子口吃的頻率和類別，而且注意孩子的句法和每一句的平均字數（Mean Length of Utterance, MLU），在初期的晤談中治療師鼓勵父母分享他們的情感、態度、想法和行為。之後治療師教導父母從他們所錄的錄音帶中確認口吃和正常的不順。如果孩子確實發生口吃問題，則治療包括兩大部分：(1)語言方式的改變：治療師使用示範練習和錄影帶欣賞的方式來教導父母說話的頻率，維持在每分鐘一百六十至一百九十音節，同時父母必須維持一種平順、持續、放鬆的說話方式，並使

用五到六個字的短句。(2)選擇性的注意：要求父母使用檢核表來實施制約策略（contingency strategy），當孩子發生口吃時不予理會，而注意孩子說話流暢的情況，父母選擇四個日常生活情境來實施語言方式的修正和選擇性的注意，父母也繼續錄下孩子說話的情形交給治療師，除此之外，要求父母做日誌以做為親職諮商討論的材料。

在 L. Johnson 的方案中，治療師在與父母諮商時，首先幫助父母減少家中的時間壓力，然後治療師反映父母強加在孩子身上的情感和想法，幫助父母發現孩子的真實行為，更進一步父母必須學習適當的溝通技巧，像是：反映、延伸、開放式的句子、我訊息和主動傾聽，最後父母學習設定明確的規範來訓練孩子的常規。

綜合而言，L. Johnson認為父母像學生一樣需要治療師的教導，她教父母以增強和消弱的策略來修正孩子的語言方式，而且也教父母正確的溝通技巧，可以說是以行為主義理論為基礎的方案。

十、Rustin（1987）與 Botterill、Kelman 和 Rustin （1991）治療方案

Rustin（1987）認為口吃是因為孩子的特質和環境因素交互作用產生的發展性的異常問題，因此治療口吃問題應該注意這兩個重要的因素，尤其是家庭在孩子的社會環境中扮演舉足輕重的角色，Rustin 認為父母應該參加晤談，而且治療

師鼓勵他們用自己的話表達孩子的口吃問題，治療師搜集有關孩子語言問題的豐富資訊，包括：口吃的開始與發展，孩子的醫療史和發展史，孩子與父母、兄弟姊妹、祖父母和同儕的關係，家庭和學校環境。Rustin 認為因為逐漸的熟稔，父母將逐漸分享情緒上和較敏感的問題，也會由諮商中學得有關口吃和語言發展的知識。

在與父母晤談後，治療師評估孩子的口吃問題，並且教孩子使用較慢的速度和較簡單的句子說話，要求父母和孩子在治療中進行一段「說話時間」（talking time），這是用來分析父母的干擾行為，包括說太快、插嘴、問太多問題和不注意聽。回家後，在家中也同樣以合作的方式進行說話時間，這也是瞭解家人是否有意願參與治療的指標，假如父母不能成功的實施這個活動，他們需要繼續接受諮商兩週（Betterill et al., 1991）。

除此之外，孩子需要接受直接的治療來改善他／她的口吃，孩子要學習社會技巧、放鬆技巧、語暢控制技巧和認知技巧；父母也被要求參加父母團體，透過團體活動，第一週父母學習語言修正技巧、系統的肌肉放鬆方法和認知問題解決策略，同時父母也在團體中學習傾聽別人的想法和與其他的父母交換想法；第二週家中所有大於四歲的家人都得到治療中心來，包括祖父母。治療師研究家人的互動關係以找出是什麼因素使得孩子的語言問題變糟，他們一起努力減少家人之間的衝突，重建家人之間的權力平衡，這種家庭會議也同樣每週在家中舉行，父母並被要求做家庭作業單，在下一

單元交給治療師。父母團體與孩子的治療同時並行，並持續到孩子結束治療後的三到六週，之後還有持續兩年的追蹤，Rustin認為他的方案效果較其他傳統方案效果更為持久（Rustin, 1987）。

Rustin 和他的同事所建構的方案似乎融合了許多技巧，不僅是直接處理兒童的語言問題，也教父母使用語言修正的技術，特別是他強調重建家庭中權力系統的平衡來改善孩子的語言問題，但是美中不足的是他並未告訴我們改變家中權力系統的平衡如何具體影響孩子的語言。

十一、Gregory（1986）治療方案

Gregory（1986）承認他是受到Rogers案主中心學派的影響，他認為治療師應該減少對資料提供的重視，尤其是在與父母建立治療關係的初期。初期時，治療師的工作便在做一個好的傾聽者，透過分享不安全感、罪惡感和懷疑，父母瞭解自我接受是行為改變的基礎，但是 Gregory 也認為案主中心學派無法滿足所有父母與孩子的需要，他對 Bandura 的社會學習理論感到興趣，因此在 Gregory 的方案中，治療師的態度是Rogers取向的，但步驟上卻是採用社會學習理論取向的。

在瞭解父母的感和對孩子語言問題的想法，Gregory 提供一些有關口吃的資料給父母，他建議父母讀「假如你的孩子口吃：父母手冊」（Ainsworth & Guess, 1981）和「父母與孩子之間」（Ginott, 1969），以使父母瞭解正確的知識和自

己在治療中的角色。根據評估資料，衡量環境可改變和孩子可參與的程度來擬定治療計畫，有三個治療策略可供參考：第一是預防性的父母諮商（preventive parent counseling），這是為那些關心孩子說話問題，而孩子的說話狀況還在正常的範圍內的父母設計的。第二是慣例的父母諮商（prescriptive parent counseling），假如孩子的說話問題處於邊緣性的語暢異常，則父母與孩子參與每週一次，共四到八次的諮商。第三個策略是使用於孩子有口吃的問題而且持續一年以上，孩子每週需要接受二至四次治療，而父母每週需要接受兩次諮商。

之後，父母必須觀察孩子在不同的情境下發生的口吃現象，而且將起伏的現象畫成圖表，這樣幫助父母有更多客觀的資料做為個別和團體諮商的材料。Gregory 強調治療師為父母示範正確的說話方式，假如父母說話太快，治療師則讓父母從單面鏡中看治療師使用較慢的說話方式與孩子互動幾次，之後，父母參加治療中的一個或兩個活動，再參與所有的活動，之後和父母討論示範的效果，要求父母將在治療時實施成功的活動在家中進行，Gregory（1986）認為父母喜歡治療師的角色，而且行為修正取向可提高早期父母介入的效果，大約有 75% 的孩子在完成三個階段的處遇，可以維持九至十八個月正常的說話方式，另外，追蹤效果是以電話與父母討論，和每六個月重新檢查孩子的語言，直到治療結束後的一年半至二年。

明顯的在 Gregory 的方案中，治療師的態度是以案主為

中心，但是技術上是相當行為取向的，Gregory也強調訓練父母做為家中的治療師，這個方案融合了直接與間接治療、指導和非指導哲學，而且他認為75%的個案在他的治療中是成功的。

十二、Wells（1987）治療方案

Wells（1987）認為親職諮商和行為管理是學前口吃治療的主要內涵，父母在兒童發展和維持正常順暢的語言上扮演主動而重要的角色，Wells採用了Zwitman（1978）、Luper和Mulder（1964）、Andronico和Blake（1971），以及Virginia Satir（1967）家庭治療的精華部分規畫他的方案，叫做環境管理方案（Environmental Management Program），特別適合用於學齡和學前口吃兒童的治療，這個方案的目的在於減少誘發孩子口吃的有害因素，包括以下四個主要步驟：

1. 環境評估

治療師與父母面談時，廣泛的搜集有關孩子語言狀況的資料，包括語言發展史、教育與社會發展、與父母的關係、和父母與孩子互動時使用的行為管理技巧等。Wells建議治療時採用Cooper（1976）的檢核表以發現父母的關注點和錯誤觀念，再使用Zwitman（1978）父母版的實施治療前後評定量表來發現父母之間對於行為管理的差異，除此之外，治療師應該記錄及分析父母與孩子之間的互動，尤其是注意父母負向的說話方式，例如批評、獨斷的要求和打斷。然後，治

療師和孩子晤談，瞭解孩子對自己、家人、其他人的感受，和別人對他口吃的感受和反應是什麼。

2. 設定目標

根據初始的晤談結果，治療師和父母討論當孩子口吃時，父母如何反應和他們如何幫助孩子公開討論口吃，之後，治療師列出一些有關口吃的名詞並解釋其意義，和父母討論未來的治療計畫，並且安排每週兩次的治療。設定的目標包括兩個主要內容：

> (1)諮商的部分：Wells 建議治療師使用檢核表和工作單協助父母設定每週的目標，而且在不同的情境中觀察這些活動。

> (2)環境的評估：由觀察在家或在治療中心父母與孩子之間的互動，或錄下在家或在學校的語言樣本，父母可以監控和評估孩子每個月的進步。

3.行為管理

Wells 會給父母一些關於如何管理孩子的行為問題的建議，例如：如何和孩子愉快相處，處理非故意的行為，維持反應的一致性，對孩子良好的行為給予增強。

4. 治療技巧

Wells 提供幾個有關環境管理的治療技巧如下：

> (1)一般諮商：幫助父母覺察對孩子口吃的反應，Wells 也設計了檢核表幫助父母觀察他們與孩子互動的行為。

> (2)團體諮商：每個月舉行一次團體諮商，以六對父母

為一個團體最為恰當，Wells認為團體諮商將可提供
舒適的氣氛，較容易幫助父母輕鬆的分享他們的感
覺和想法，團體成員會逐漸發現他們有興趣的主題，
來做為團體討論的方向。

(3)父母觀察：首先父母由單面鏡觀察治療師和孩子的
互動，然後父母坐在治療室中觀察治療師如何使用
治療技巧，之後，父母到托兒所、幼稚園或小學觀
察正常孩子的語言發展，最後父母在治療中心觀察
不同口吃階段的孩子，Wells認為這些觀察可以幫助
他們瞭解孩子的感受和行為。

(4)和口吃孩子諮商：在完成以上的步驟之後，治療師
開始用人本主義治療取向的方式和口吃的孩子諮商
（參考 Wells, 1987, p. 135）。

(5)語言的刺激：Wells 提供一些刺激兒童語言發展的建
議給父母，例如：在愉快的活動中和孩子說話，和
孩子談論現在發生的人、事、物，每天讀十五至二
十分鐘的故事給孩子聽。

(6)讀書治療：Wells建議許多適合的讀物請家長閱讀做
為治療的一部分。

Wells認為一個良好的環境管理方案是統合不同的內容以
符合家長和孩子的需要，歸納而言，Wells 的方案正如他所
說，是提供豐富的內容以便適合不同動機、需要、背景和能
力的家長和口吃的孩子，治療師可以依照自己對於家庭和口
吃的知識，彈性的結合不同的策略以便獲得最佳的療效。

十三、Ham（1990）治療方案

　　Ham（1990）認為學前口吃治療應該建立在一個連續向度上，在其中的一端治療師利用對孩子語言評估的結果決定是否直接施予治療，並提供有關口吃的資訊和建議父母該如何做。另一方面，有些治療師喜歡使用心理治療的方法，他們強調晤談和諮商因為他們必須處理兒童的行為、家庭動力、家庭衝突和需要，並決定父母是否需要轉介至其他的專業人員，因此 Ham 主張治療師擁有越多有關人際（interpersonal）及個人內在（intrapersonal）的知識，將能提供越有效的治療。

　　Ham 也提醒治療師在決定治療計畫之前考慮以下因素：⑴家長的態度：他們是過度關心、關心、不關心或存有敵意？⑵家長的知識：他們是忽視、足夠或需要補充？⑶語言行為：他們是有幫助的、多變的或是會干擾的？⑷家庭狀況：穩定、有變數或者會干擾？Ham 統整了許多人的想法，建議以下的方案內容幫助處理學前兒童的口吃問題：

　　㈠口吃者和個人的互動

　　治療師幫助父母觀察孩子與不同的人互動時，發生口吃的頻率（例如：父母、手足、老師和同學），也鼓勵父母打電話或拜訪這些人以便獲得更正確的訊息記錄於表格中，治療師幫助父母發現誰與孩子互動最頻繁，可以做為語言學習的對象。

(二)口吃者在多重互動的環境中

如同個別互動，治療師鼓勵父母觀察孩子參與的團體情境，例如：家庭、學校、安親班，或和鄰居孩子的互動，幫助父母評估孩子在團體情境的語言狀況並記錄在表格中（例如：孩子想要競爭成為中心人物嗎？討論的主題是否超過孩子的理解？）

除此之外，治療師幫助父母評估哪些會成為干擾因素的語言行為，例如他們是否說話太快了？或者當孩子口吃時，他們會打斷嗎？Ham 認為經過這樣的記錄，父母會驚訝孩子所遭遇的經驗。除了要父母觀察不同情境下孩子的語言行為，治療師可能還需要協助父母解決日常生活中的問題，例如：婚姻關係、教養態度、常規訓練和家庭風格等，治療師可以用「多告訴我一些有關孩子的問題，就像我是你的好朋友一樣」鼓勵家長，以便治療師對孩子的健康、學業表現和人際關係多一些瞭解。

關於評估孩子的口吃，Ham 要求父母在吃飯時間、放學後、睡前活動、日常活動時間各錄下五分鐘孩子說話的情況，之後治療師將診斷的結果告訴父母，父母對孩子有更多的瞭解便能提供更多的支持，而且也要訓練父母成為良好的語言示範，要求父母使用自然不費力的說話方式，開始時父母觀察治療師與孩子互動時使用的語言，然後選擇幾個時段讓父母使用適當的語言方式，例如：當孩子口吃時或當父母問問題時），Ham 強調父母與重要他人應該做為良好的語言示範，Ham 也認為父母需要得到語言治療師的增強，如此他們將會

做得更好。

　　Ham 的方案可說是集各家之大全，他認為除了對口吃的瞭解之外，尤其應該加強治療師對人際與個人狀態的理解，將有助於治療工作的進行。

十四、Conture（1990）與 Kelly 和 Conture（1991）治療方案

　　Conture（1990）認為家長的想法對於學前兒童的口吃治療有很大的影響，Conture 和 Kelly（1991）提出「學齡兒童父母—孩子語暢團體方案」（parent-child fluency group approach for school-age children），雖然這個方案是針對學齡兒童，但其中仍有部分可做為學齡前兒童的父母諮商的參考，首先他們認為將父母帶進治療中治療師得花費更多的時間、空間和準備，治療師應該清楚的是父母將會帶來他們的意見、觀點和人格進入治療，一些父母並沒有很高的動機參與治療的活動，因此治療師需要考慮個案問題的本質和狀況，而選擇適當的步驟。Conture（1991）也建議修正父母說話的方式，例如放慢說話的速度、減少對孩子說話時的干擾、增加輪替的時間、減少說話長度和複雜度、提供良好的語言示範使孩子容易學習。

　　Kelly 和 Conture（1991）認為透過在家長團體中的討論、傾聽和觀察，父母將改變對孩子語言和自己語言的態度和想法，團體具有以下的功能：(1)在團體中，父母可以和其他也

有口吃孩子的父母分享他們的感受、態度和想法,他們不會覺得自己是孤獨無助的面對孩子的口吃問題。(2)透過團體討論,父母將獲得更多客觀的訊息和瞭解他們孩子的語言發展和一般的成長狀況。(3)父母會瞭解一般父母關注的問題和特定父母關注的問題。(4)父母將會開始認清和修正自己的語言方式以便幫助孩子改善語言問題。

除此之外,治療師教導父母在兒童團體中觀察孩子與治療師說話時使用的特殊語言行為,在父母瞭解治療的原則後,治療師邀請父母進入兒童團體,開始時父母對活動僅給予中性或正向評論,之後父母使用適當的語言行為(較慢的說話速率、較長的輪替時間)參與孩子的活動。

Kelly 和 Conture(1991)報告約有50%學前和學齡的孩子經過一到二次的治療後,很快的恢復正常的說話方式,25%的兒童在經過幾次治療之後復原了,但是10%的兒童未能復原或減少口吃頻率。

歸納而言,雖然 Kelly 和 Conture(1990)的方案並非針對學齡前口吃問題兒童所設計,但是他們的策略仍然適用於學齡前口吃問題兒童父母參與,除此之外,他們也提出父母的四種認知類型,我們已在第二節中討論過,因此認知問題的處理亦是此方案的另一個重點。

十五、Zebrowski 和 Schum（1993）治療方案

Zebrowski 和 Schum(1993)認為父母的參與對學前口吃

治療十分重要，而且可以增加直接治療的效果，他們說明了兩種情緒反應夾雜在父母和口吃的孩子之間，一是所謂的共生（symbiosis），亦即口吃兒童的父母經常模糊了他們與孩子之間的界限，將自己的感受投射在孩子的身上，他們無法分辨是自己的感受還是孩子的感受。另一方面，他們的觀念和孩子可能不同，但他們認為孩子和他們的想法是一樣的，雖然父母意圖陳述孩子的感受和想法，但實際上他們說的是自己的感受和想法，並非孩子的。Zebrowski 和 Schum（1993）也認為罪惡感是有口吃孩子的父母最關心的部分，因為缺乏正確資訊和對口吃的錯誤觀念，他們認為父母的罪惡感是焦慮的一種形式，他們建議以下的方法來減少父母的罪惡感，他們應用Perls的完形治療法，而且鼓勵父母將注意力放在現在能做的事，他們提供保證與父母共同面對孩子的口吃問題，幫助父母找到具體可以幫助孩子改善語言的方法，使父母的精神集中於特定的活動上，例如觀察孩子的口吃和每天做記錄。

　　治療師在與父母一起處理孩子的口吃問題時，常規訓練的問題會混淆在其中，Zebrowski 和 Schum（1993）教導父母結構化訓練活動和以一致的態度來面對孩子，他們也教父母學會如何與孩子討論語言問題，首先父母應該提供機會讓孩子能夠探索和分享他／她對口吃的感受和想法，透過這樣的方式，他們才能瞭解孩子的感受和想法，然後他們建議父母在孩子口吃時傳達他們的關心和支持，對於那些對孩子的語言抱持不切實際期望的父母，治療師必須告訴他們治療需要

時間、耐心,並持之以恆。

簡言之,Zebrowski 和 Schum(1993)方案強調有口吃孩子父母的心理層面,在處理父母的情緒反應時,語言治療師無可避免的扮演諮商員的角色,他們教父母與孩子互動的技巧多過於語言矯正的技術。

十六、Manning(1996)治療方案

Manning(1996)同意 Conture(1982)的看法,學齡前口吃兒童的治療計畫應該根據口吃問題的本質,而非孩子的年紀,Manning 的方案可適用於二到十二歲的口吃兒童,他聲稱越早開始治療效果越能持久,他特別強調治療兒童口吃和治療成人口吃是不一樣的,例如兒童的神經生理系統仍在持續發育中,是不同於成人的;兒童對於口吃的反應和覺察和成人也是不同的,間接的治療對兒童而言可能較為恰當,而父母和老師在治療中扮演重要角色。

Manning(1996)說明了父母的角色包括:(1)父母是影響治療成敗的重要關鍵。(2)父母應被告知並非他們造成孩子的口吃,他們可以做一些事來減少孩子的口吃。(3)透過個別或團體諮商,父母會更堅強和有信心來幫助孩子。(4)與父母共同工作時,跟隨著父母逐漸進展,將有較大的效果。Manning 的父母介入策略包括三個階段:

第一階段是教育諮商,治療師提供關於口吃的正確資訊,解釋正常的不順和異常的不順之間的差異,如此可減少父母

的焦慮和無助感，Manning 提供許多小冊子和錄影帶供父母閱讀和觀賞，除此之外，他認為父母常有一些錯誤觀念，例如：(1)父母是造成孩子口吃的主要原因。(2)有些父母相信孩子口吃是因為他們想要吸引父母的注意。(3)口吃的孩子是有心理和智力上的問題。因此治療師應該和父母討論並改正他們的錯誤觀念。

第二階段是改善孩子全面性的溝通方式和與父母間的互動，治療師在這個階段幫助父母監控自己的說話速度、口語和非口語行為、溝通輪替和干擾行為。

治療師要求父母觀看他們與孩子互動的錄影帶，以修正非期望的行為，之外請父母在日常生活中做良好的語言示範，有時候治療師也需協助處理家庭中那些影響孩子口吃問題的壓力（如衝突、爭吵和經濟問題），或將他們轉介至其他專業。

第三階段，父母在治療過程扮演觀察者和參與者，開始時父母只是觀察治療師示範與孩子的互動，之後父母參與治療中實施的活動，逐漸的父母學會在治療師的督導下使用修正不順暢的技術，最後父母自己使用這些技術。

簡言之，Manning 的方案與 Ham 可說是相似的，他強調教育父母、提供資料、糾正父母的錯誤觀念，同時也訓練父母在家中做個治療師。

歸納而言，學前兒童口吃治療中有關父母的介入，的確在不同取向的理論中有著明顯的差異，例如直接治療（Costello, 1983）和間接治療（Johnson, 1961, 1962），非指導式

（Murphy & Fitzsimons, 1960）和指導式（Johnson, 1961, 1962; L. Johnson, 1980, 1984）風格的不同，但目前由於越來越多的治療師融合不同觀點在同一個方案中，這樣的區分也越來越模糊，例如說在 Van Riper（1973）方案中，治療師的態度很明顯的是採用了案主中心學派的精粹，而在教導父母學習語言技術時卻是行為取向的，雖然在早期時 Van Riper 是相當服膺 Johnson 的錯誤診斷理論，但到了七〇年代，他也開始修正為折衷主義的治療方式。在 Van Riper 之後，除了 Onslow 等人（1992, 1996）之外，事實上很少有治療師純粹使用某一種特殊的治療理論；相反的，治療師開始融合不同的理論取向在他們的治療方案中，但他們可能強調的重點有所不同，例如 Cooper（1979, 1990）強調父母的負向感受和態度；L. Johnson（1980, 1990）著重父母語言方式的修正和選擇性的注意，而近年來流行的趨勢是：先教父母觀察治療師如何與口吃孩子互動，然後父母使用向治療師學習的適當語言方式和治療技術參與治療活動，最後父母在家中扮演治療師的角色（Gregory, 1986; Wells, 1987; Ham, 1990; Manning, 1996）。亦即有越來越多的方案是結合不同取向的理論來教導父母參與實施學前口吃治療。

④ 討論：學前口吃治療中有關父母參與的重要議題

幾乎所有治療師都認為學前口吃治療中，父母的參與扮演了舉足輕重的角色，然而仍有許多重要的議題為治療師或研究者所忽略，作者將逐一加以討論：

一、缺乏具體的評估方法對不同取向的方案或治療技術的效果加以評量

在本文所提到的方案中，僅有四個方案說明了該方案的效果（Grerory, 1986; L. Johnson, 1980, 1984; Onslow, et al.,1994, 1996），但仍然缺乏精確的數據以支持他們所說的效果，而其他已發表的方案並未報告案主進步的狀況或父母具體的改變，如此使得治療師難以知道哪一個方案或技術對他們的案主是最有效的，由於缺乏豐富的評估資訊，更難以發現哪一種方案適合口吃孩子和他們的父母，因此針對父母參與學前口吃兒童的治療效果的研究，建立具體詳盡的評估應是刻不容緩的。

二、 語言治療師缺乏心理諮商方面的訓練

　　許多治療師強調家庭議題和父母的人格對學前口吃兒童的治療所造成的重大影響（Ham, 1990; Conture, 1990; Kelly & Conture, 1991; Manning, 1996），Rustin（1987）更邀請家中所有大於四歲的成員到治療中心參與討論，除此之外，也有許多心理治療的技術被語言治療師在與父母進行諮商時使用，其中包括精神分析、案主中心學派、認知治療、行為治療、社會學習理論，甚至完形治療和家族治療等等，但是極少有語言治療師曾經接受過良好的心理諮商訓練，或者具備心理治療之基本知識，語言治療師缺乏心理諮商的專業訓練，又得處理案主個人或家庭的心理層面的問題，對語言治療師、案主及其家人都是十分危險而且不符合專業倫理的。就筆者所知在以色列，家族治療便是修習語言治療學生的必修課程，因此筆者強烈建議語言治療師，尤其是對學前口吃治療感到興趣者應該修習有關課程，例如諮商理論與技術、團體諮商和家族治療，因為治療師在處理過程中無可避免會遭遇案主或家長的人格問題或家庭的動力問題。

三、缺乏標準測量工具以評量口吃兒童父母對孩子口吃問題的想法、感受和反應行為

　　回顧以上文獻，我們會發現有幾位治療師企圖利用檢核

表或記錄表格幫助父母在他們與口吃孩子互動時，監控他們自己的態度、行為和語言方式，但是至目前為止並未有標準化的測量工具幫助治療師瞭解家長在治療前後有關態度、想法或語言行為的改變，發展這樣的工具將有助於釐清父母在不同向度的改變對孩子口吃問題的影響。

四、大多數的方案僅說明過程而未提供詳細的治療或處理步驟，治療師在使用上仍然不夠方便

雖然有少數的作者將其方案編寫成冊（例如 Zwitman，1978），使用十分方便，但大多數的方案通常是介紹其理論根據和重要步驟，缺乏較詳細的實施要點或工作單，這些資料在使用上較為困難，假如這些方案能規畫成為使用手冊的形式，對於治療師在使用上將更為方便。不過目前對國內的治療師而言，這些資料更是完全闕如。

雖然父母參與學前口吃兒童的治療在美國實施已有數十年之久，但卻極少有研究探討方案的功效、測量工具的使用、父母的滿意度、治療師遭遇的困難等等，而臺灣目前有關口吃診斷、治療及相關問題的研究，可以說是一片荒蕪的園地，正等待有心者的開墾。

參考文獻

Andronico, M. & Blake, I. (1971). The application of filial therapy to young children with stuttering problems. *Journal of Speech and Hearing Disorders, 36,* 377-381.

Bernstein Ratner, N. (1992). Measurable outcomes of instructions to modify normal parent-child verbal interactions: Implications for indirect stuttering therapy. *Journal of Speech and Hearing Research, 35,* 14-20.

Botterill, W., Kelman, E., & Rustin, L. (1991). Parents and their pre-school stuttering child. In L. Rustin (Ed.), *Parents, Families, and the Stuttering Child.* Great Britain, Kibworth: Far Communication.

Brown, S. (1949). Advising parents of early stutterers. *Pediatrics, 4,* 170-175.

Clark, R. M. & Snyder, M. (1955). Group therapy for parents of pre-adolescent stutterers. *Group Psychotherapy,* 226-232.

Conture, E. G. (1990). *Stuttering (2nd ed.).* Englewood Cliffs, NJ: Prentice Hall.

Cooper, E. B. (1979). Intervention procedures for the young stutterers. In H. H. Gregory (Ed.), *Controversies about Stuttering*

Therapy. Baltimore: University Park Press.

Cooper, E. B. (1990). *Understanding Stuttering: Information for Parents (revised edition).* Chicago: National Easter Seal Society.

Costello, J. (1981). Current behavioral treatment for children. In D. Prins & R. Ingham (Eds.), *The Treatment of Stuttering in Early Childhood: Method and Issues.* San Diego: College Hill Press.

Darley, F. L. (1963). The relationship of parent attitudes and adjustments to the development of stuttering. In W. Johnson (Ed.), *Stuttering in Children and Adults.* Minneapolis: University of Minnesota Press.

Fraser, J (1988) (Ed.). *If Your Child Stutters: A Guide for Parents (3rd ed.).* Memphis: Stuttering Foundation of America.

Glasner, P. J. (1949). Personality characteristics and emotional problems in stutterers under the age of five. *Journal of Speech and Hearing Disorders, 14,* 135-138.

Gregory, H. H. (1973). Modeling procedure in the treatment of primary school age children who stutter. *Journal of Fluency Disorders, 1,* 58-63.

Gregory, H. H. (1986). Environmental manipulation and family counseling. In G. H. Shames & H. Rubin (Eds.), *Stuttering: Then and Now.* Columbus: Bell & Howell.

Guerney, B., Jr. (1964). Filial therapy: Description and rational. *Journal of Consulting and Clinical Psychology, 28,* 303-310.

第五章 幼兒口吃與父母參與

Ham, R. E. (1990). Environmental counseling and manipulation. *Therapy of Stuttering: Preschool through Adolescence.* Englewood Cliffs, NJ: Prentice Hall.

Johnson, L. J. (1980). Facilitating parental involvement in therapy of the disfluent child. In W. H. Perkins (Ed.), *Strategies in Stuttering Therapy.* New York: Thieme-Stratton.

Johnson, L. J. (1984). Facilitating parental involvement in therapy of the preschool disfluent child. In W. H. Perkins (Ed.), *Stuttering Disorders.* New York: Thieme-Stratton.

Johnson, W. (1933). An interpretation of stuttering. *Quarterly Journal of Speech, 19,* 70-76.

Johnson, W. (1942). A study of the onset and development of stuttering. *Journal of Speech Disorders, 7,* 251-257.

Johnson, W. (1959). *Toward Understanding Stuttering.* Chicago: The National Society for Crippled Children and Adults.

Johnson, W. (1961a). Counseling parents about the problem called stuttering or stammering. *Speech Pathology and Therapy.* England.

Johnson, W. (1961b). *Stuttering and What You Could Do about It.* Minneapolis: University of Minnesota.

Johnson, W. (1962). An open letter to the mother of a "stutting" child. In W. Johnson & D. Moeler (Eds.), *Speech Handicapped School Children.* Danville: Interstate Printer and Publishers.

Kelly, E. M. & Conture, E. G. (1991). Intervention with school-age stutterers: A parent-child fluency group approach. *Seminars in Speech and Language, 12*(4), 309-322. New York: Thieme Medical Publishers.

Lincoln, M., Onslow, M., Lewis, C., & Wilson, L. (1996). A clinical trail of an operant treatment for school-age children who stutter. *American Journal of Speech-Language Pathology, 5*, 73-85.

Luper, H. & Mulder, R. (1964). *Stuttering Therapy for Children.* Englewood Cliffs: Prentice Hall.

Mallard, A. R. (1987). Using families to help the school-age stutterers: A case study. In L. Rustin (Ed.), *Parents, Families, and the Stuttering Child.* Great Britain, Kibworth: Far Communication.

Manning, W. H. (1996). *Clinical Decision Making in the Diagnosis and Treatment of Fluency of Disorders.* New York: Delmar Publishers.

Murphy, A. & Fitzsimons, R. (1960). *Stuttering and Personality Dynamics.* New York: Ronald.

Newell, R. (1996). Development in behavior therapy. In W. Dryden (Ed.), *Developments in Psychotherapy: Historical Perspective.* Thousand Oaks: Sage Publications.

Nippold, M. A. & Rudzinski, M. (1995). Parents' speech and children stuttering: A critique of the literature. *Journal of Speech and Hearing Research, 38*, 978-989.

O'Dell, S. (1974). Training parents in behavior modification. *Psychological Bulletin, 81*(7), 418-433.

Onslow, M., Andrews, C., & Lincoln, M. (1994). A control/Experimental trail of an operant treatment for early stuttering. *Journal of Speech and Hearing Research, 37,* 1244-1259.

Paterson, A. S. (1958). The Stammering Child. *The Practitioner, 180,* 428-433.

Perls, F. (1969). *Gestalt Therapy Verbatim.* Toronto: Bantam.

Ramig, P. R. (1993). Parent-clinician-child partnership in therapeutic process of preschool and elementary-aged child who stutters. *Seminars in Speech and Language, 14,* 226-236.

Raskin, N. J. (1996). Person-centered therapy: Twenty historical steps. In W. Dryden (Ed.), *Developments in Psychotherapy: Historical Perspective.* Thousand Oaks: Sage Publications.

Rogers (1942). *Counseling and Psychology.* Boston: Houghton Mifflin.

Rogers (1951). *Client-Centered Therapy.* Boston: Houghton Mifflin.

Rustin, L. (1987). The treatment of childhood disfluency through active parental involvement. In L. Rustin, H. Purser, & D. Rowley (Eds.), *Progress in the Treatment of Fluency Disorders.* London: Taylor & Francis.

Sander, E. (1959). Counseling parent of stuttering children. *Journal of Speech and Hearing Disorders, 24,* 262-271.

Schuell, H. (1949). Working with parents of stuttering children, *Journal of Speech and Hearing Disorders,* 251-254.

Van Riper, C. (1973). *The Treatment of Stuttering.* Englewood Cliffs, NJ: Prentice Hall.

Weishaar, M. E. (1996). Development in cognitive therapy, 1955-1995. In W. Dryden (Ed.), *Developments in Psychotherapy: Historical Perspective.* Thousand Oaks: Sage Publications.

Wells, G. B. (1987). Environmental management. *Stuttering Treatment: A Comprehensive Clinical Guide,* 125-140. NJ: Prentice-Hall.

Wood, K. (1948). Development in cognitive therapy, 1955-1995. In W. Dryden (Ed.), *Developments in Psychotherapy: Historical Perspective.* Thousand Oaks: Sage Publications.

Wood, K. (1948). The parents' role in the clinical program. *Journal of Speech and Hearing Disorders, 13*, 209-210.

Yairi, E. (1997). Home environment and parent-child interaction in childhood stuttering. In R. F. Curlee & G. M. Siegel (Eds.), *Nature and Treatment of Stuttering: New Direction (2nd ed.).* Needham Heights: Allyn & Bacon.

Zebrowski, P. M. & Schum, R. L. (1993). Counseling parents of children who stutter. *American Speech-Language-Hearing Association,* 65-73.

Zimring, F. & Raskin, N. J. (1992). Carl Rogers and Client/Person-

第五章　幼兒口吃與父母參與

Centered Therapy. In K. Freedheim (Ed.), *History of Psychotherapy.* Washington DC: American Psychological Association.

Zwitman, D. (1978). *The Disfluent Child.* Baltimore: University Park Press.

第六章

吞嚥困難的評估與復健

張綺芬　著

　　古人說：民以食為天，能夠吃遍山珍海味可謂一大享受。不幸的是，因遭受頭頸部或腸胃道神經肌肉疾病之患者，常無法正常飲食，而喪失享受美味、滿足口慾的機會，甚至於引發吸入性肺炎（Aspiration Pneumonia），嚴重者可能危及生命安全。患者存在於各年齡層，急慢性病症皆可能造成吞嚥（swallowing）問題，如先天性氣管食道瘻（tracheo esophageal fistula）或唇顎裂之初生兒、腦性麻痺幼兒、中風患者、失智者（Dementia）及接受頭頸部手術或放射線治療後之患者等。本章將深入探討正常吞嚥機轉的神經解剖學，吞嚥功能之評估與治療，以及如何選擇安全的進食方式以維持適當的營養。

　　急性病院內約有12%的患者會出現吞嚥困難（swallowing disorders, dysphagia），在中風患者中約有25%～32%人出現吞嚥障礙（Horner, 1988），直到慢性期（中風滿六個月）仍有2%的患者殘留有永久性的吞嚥功能異常（王亭貴等，民86），而居住於安養院或護理中心者將近五成需特別處理進食（feeding）或吞嚥問題。根據台大醫院五百例腦中風患者吞嚥功能評估之報告得知，於急性期（第一週）約有32.7%的患者出現吞嚥功能異常，到了病發第四週則餘下8.5%的病患仍有吞嚥障礙，至第三個月則仍有5.7%的患者殘留吞嚥困難（王亭貴等，民86），因此不能輕忽吞嚥問題，且需事前防範其合併症之發生。

① 吞嚥的解剖與生理

吞嚥是指上呼吸道與腸胃道肌肉，將食物從口腔推送至胃部所需之半自動化的動作反應，不僅傳送食物，同時也負起移除上呼吸道的分泌物與雜質（particles），防止呼吸道吸入異物（Miller, 1986）。進食則指食物置於口內，咀嚼並形成食糰（bolus），並後送食物至舌底部，於吞嚥反射啓動之前謂之。吞嚥的神經生理過程分爲三期，第一期又分爲口腔前期（Preswallow phase，又稱爲口腔準備期 Oral preparatory phase）與口腔期（Oral phase，即口腔傳遞期 Oral transport phase），第二期爲咽部期（Pharyngeal phase），第三期爲食道期（Esophageal phase）等三大階段。

一、 口部構造

口腔爲重要之消化系統，雖然不經過口腔亦能獲得營養，但沒有咀嚼食物的吞嚥前奏，將喪失味覺的滿足。口腔部位包括雙唇、牙齒、兩頰、硬顎、齒齦、前咽弓、懸雍垂及軟顎等（參閱圖 6-1）。

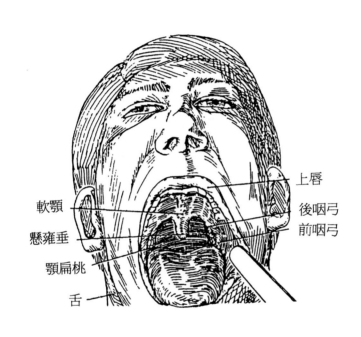

軟顎

懸雍垂

顎扁桃

舌

上唇

後咽弓

前咽弓

圖6-1　口部構造

二、 咽部構造

從鼻咽腔、口咽腔,至下咽腔,包括幾個重要的解剖部位,有後咽壁(posterior pharyngeal wall)、上咽縮肌(superior constrictor)、中咽縮肌(middle constrictor)、下咽縮肌(inferior constrictor)、會厭軟骨(epiglotic cartilage)、舌骨(hyoid bone)、谿域(valleculae)、梨狀竇(pyriform sinus)、環咽肌(cricopharyngeal muscle)、喉部與氣管懸吊於頸部,其位於舌骨(上方)與胸骨(下方)之間,其中聲門包括假聲帶、喉前庭(laryngeal vestibule)與真聲帶三個重要的活門(valves)(參閱圖 6-2)。

三、 食道

食道為二十三至二十五公分長之中空肌肉管腔,約始於第七對頸椎之水平高度,上端以環咽括約肌與咽部相接,下以賁門與胃部相連。

四、 感覺神經

影響吞嚥感覺功能的腦神經有四對,傳遞與吞嚥有關的味覺及一般感覺,包括壓覺(pressure)、輕觸覺(light touch)、痛覺(pain)與溫度覺(temperature)。

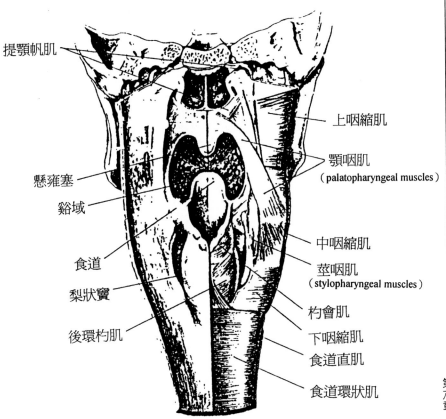

提顎帆肌

上咽縮肌

顎咽肌
（palatopharyngeal muscles）

懸雍塞

谿域

中咽縮肌

莖咽肌
（stylopharyngeal muscles）

食道

梨狀竇

杓會肌

後環杓肌

下咽縮肌

食道直肌

食道環狀肌

圖6-2　咽部縱切面圖解

(一)第五對顱神經（三叉神經）

其中上顎神經分支（mandibular division）傳遞來自舌頭前三分之二、軟顎、臉頰、口腔底部的黏膜（mucous membrane）感覺，以及下排牙齒、牙齦、顳顎關節（temporomandibular joint, TMJ）、下唇與下巴（jaw）皮膚的感覺。下顎神經分支（maxillary division）傳遞鼻咽、軟顎、硬顎、上牙與齒齦（gums）的感覺。

(二)第七對顱神經（顏面神經）

傳遞舌頭前三分之二的味覺，以及下臉部吞嚥肌肉的感覺反應。

(三)第九對顱神經（舌咽神經）

傳遞口咽、顎扁桃（palatine tonsils）、咽門（fauces）、舌後三分之一的感覺與舌後三分之二的味覺。

(四)第十對顱神經（迷走神經）

其中咽叢神經分支（pharyngeal branch）傳遞提顎帆肌（levator veli palatini）、上咽縮肌與下咽縮肌的黏膜感覺。其次，上喉神經內側分支傳遞咽喉、會厭軟骨黏膜、杓狀會厭肌（aryepiglottic folds）與聲帶上方的喉部黏膜等部位的感覺。而喉返神經分支傳遞聲帶下方、下咽縮肌與食道黏膜等感覺。再者食道分支傳遞食道橫紋肌黏膜的感覺與食道部位的味覺

（參閱圖 6-3）。

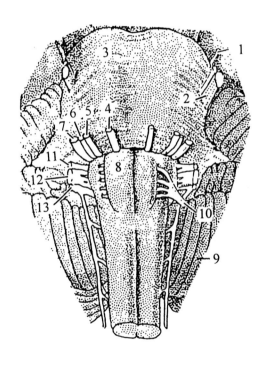

1. 滑車神經（IV）
2. 三叉神經（V）
3. 橋腦
4. 外旋神經（VI）
5. 顏面神經（VII）
6. 顏面神經（VII）
7. 聽神經（VIII）
8. 錐體
9. 小腦半球
10.舌下神經（XII）
11.舌咽神經（IX）
12.迷走神經（X）
13.副神經（XI）

圖 6-3　影響吞嚥功能之顱神經其神經核分佈圖

五、運動神經

㈠第五對顱神經

第五對顱神經的運動神經核位於橋腦，主要控制咀嚼肌群，包括顳肌（temporalis）、咬肌（masseter）、內外翼肌（medial and lateral pterygoid muscles），以及下頜舌骨肌（mylohyoid）與顎帆張肌（tensor veli palatini muscles）（參閱圖6-4）。

㈡第七對顱神經

第七對顱神經的運動神經核位於橋腦蓋膜（pontine tegmentum）。四對分支主要控制臉部表情及下臉部肌肉運動能力，包括閉唇、張口、噘唇、圓唇等動作。

㈢第十二對顱神經（舌下神經）

控制舌頭肌肉活動，主宰舌頭縮短、前伸、放平、拉寬、內縮、翹舌、後收等動作。

㈣第九、十對腦神經

咽肌由第九、十對腦神經控制。喉部肌肉活動由第十條腦神經控制。

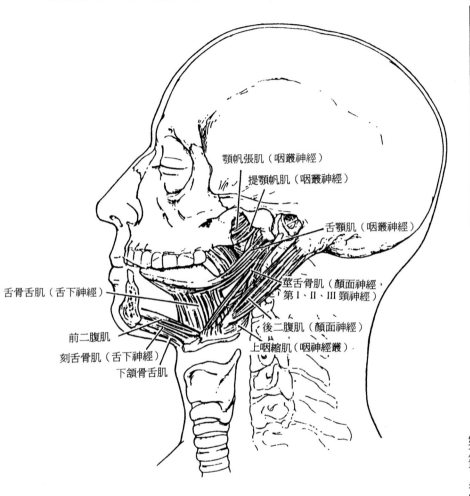

顎帆張肌（咽叢神經）

提顎帆肌（咽叢神經）

舌顎肌（咽叢神經）

舌骨舌肌（舌下神經）

莖舌骨肌（顏面神經，
第 I、II、III 頸神經）

後二腹肌（顏面神經）

前二腹肌

上咽縮肌（咽神經叢）

刻舌骨肌（舌下神經）

下頷骨舌肌

圖 6-4　口咽部吞嚥冗群之分佈圖，（　）內為其支配的神經

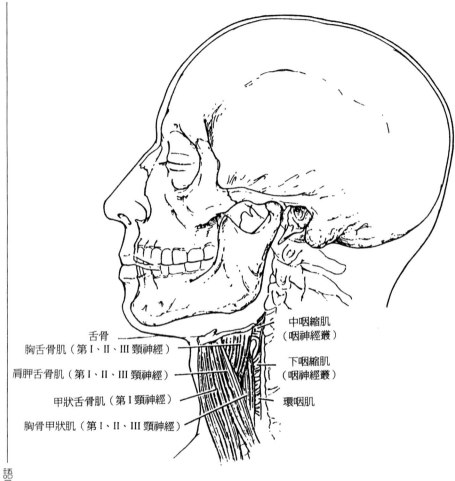

舌骨
胸舌骨肌（第 I、II、III 頸神經）
肩胛舌骨肌（第 I、II、III 頸神經）
甲狀舌骨肌（第 I 頸神經）
胸骨甲狀肌（第 I、II、III 頸神經）

中咽縮肌
（咽神經叢）
下咽縮肌
（咽神經叢）
環咽肌

圖 6-4　口咽部吞嚥冗群之分佈圖，（　）內為其支配的神經
　　　　（續上頁）

㈤第五、七與十二對腦神經

舌骨上下肌肉分別由第五、七與十二對腦神經控制（Per-lman, 1991）。

六、吞嚥的生理機轉

吞嚥為一生理活動，意指從食物置於口中，經口腔、咽部，直到食物通過環咽括約肌進入食道，而後由賁門進入胃部的整個吞嚥（deglutition）動作。從神經學的功能觀點可分成三期，第一期口腔期又分為口腔前期或口腔準備期與口腔期或口腔傳遞期兩階段，第二期為咽部期或吞嚥反射期與第三期食道期（Perlman, 1991）。由於在結構上，口咽部同時是食物與空氣進出之通道，要如何恰當的協調與控制，則有賴於相當精巧的神經肌肉之活動。

㈠口腔前期（口腔準備期）

由大腦皮質命令啟動，透過認知功能之協調，配合第五、七、九與十二對顱神經的控制，包括負責咀嚼的第五對顱神經，負責食物攪拌及控制食物，避免其於咀嚼當中掉入氣道的第十二對顱神經，掌管口腔閉合的第七對顱神經，及口腔內負責觸覺的第五、九對顱神經，其關鍵在於進食（feeding）技巧的運用。當食物或水置於口腔前半部時，雙唇緊閉以防食物從口中掉出，舌頭開始享受美味，而後上下顎、雙頰、

硬顎等部位，在大腦皮質的命令下開始咀嚼食物，同時滿足口慾。咀嚼的時間與速度受食物的濃稠度（consistency）、口味（taste）、溫度、食物量與舌頭運動能力的影響。舌頭將食物形成食糰（bolus），置於舌頭與前硬顎之間，舌頭必須如杯狀般盛住食物。此時下巴需有向兩側轉動的能力（rotary lateral movement）、唾液的分泌（Lowe, 1981）、適當的臉頰肌肉張力（buccal musculature tension）以防食物落入齒槽（lateral sulcus）（Bosma, 1973）。咀嚼時，軟顎往前下方停於舌後，咽、喉肌肉舒張休息，維持鼻腔呼吸與呼吸道的暢通，若無法控制以上各動作，食物碎塊會落入咽部，吸氣或說話時又落入呼吸道中（Logemann, 1983）。

(二)口腔期（口腔傳遞期）

亦是吞嚥的主動期，一般可於一秒鐘內完成。但若無意吞下食物時，則將出現吞嚥反射延宕的現象。食物形成食糰後，舌頭開始往後推送食物，此時即為口腔期的開始，一連串舌頭向後沿硬顎擠下食糰的波浪狀動作，同時雙唇與顎咽活門（velo-pharyngeal sphincter）緊閉，雙頰增加張力，出現負壓以利食糰向後擠，當食糰通過前咽弓（anterior faucial arches）時，是口腔期的結束，同時是吞嚥反射動作的開始。此期配合正常的閉唇能力以防食糰掉出口腔，正常的舌肌活動將食糰推向後方，及正常的雙頰張力以防食糰落入雙側齒槽（Bartolome, 1993），此階段主要由第十二對腦神經所支配。

(三)咽部期（吞嚥反射期）

開始於吞嚥反射的啓動，啓動點位於前咽弓。吞嚥反射的感覺接受由第九、十與十一對顱神經傳遞衝動，第七對顱神經輔助傳遞感覺輸入，進入腦幹中延髓的孤立徑核（nucleus tractus solitarius, NTS）與腹中網狀結構（ventral medial reticular formation, VMRF），此處即爲吞嚥反射中心（swallowing center）（Arvedson, 1996），並協調吞嚥時呼吸暫停與之後吐氣的動作。吞嚥反射輸出部分由第九、十對顱神經傳遞，同時第五、七與十二對顱神經可能輔助動作傳出之任務。

成功的吞嚥反射不到一秒即可完成，其中一連串的神經肌肉反應包括(1)軟顎及懸壅垂上提並後縮關閉鼻咽腔，以防食糰誤入鼻腔。(2)食糰通過前咽弓，吞嚥反射立刻啓動，咽縮肌開始連續的收縮與蠕動（peristalsis），經咽部到達食道上端的環咽括約肌（cricopharyngeal sphincter）。(3)當舌頭產生波浪狀運動，後送食糰時，可帶動舌骨向上前方滑動，並拉動喉部上提，關閉氣道，其中三個活門會厭軟骨與杓狀會厭肌（aryepiglottic folds）、假聲帶及真聲帶緊閉以防食糰誤入呼吸道。(4)接著環咽肌舒張，食物得以進入食道（Logemann, 1983）。

環咽肌的舒張是藉由(1)食糰擠壓之力，此力量主要來自於舌頭收縮（口咽壓力）與喉部上提（下咽壓力）。(2)環咽括約肌之收縮，由喉部上提、前滑的活動而產生。

喉部頂端會厭軟骨與舌底部間形成一小袋稱爲谿域。下

咽部環咽肌周圍袋型組織稱爲梨狀竇，此二處爲咽部常見堆存食物之處，在吞嚥反射前後食物可能落於此（Logemann, 1983）。

大腦命令口腔期的活動及啓動吞嚥反射之欲望，其神經衝動經由皮質─皮質下路徑傳入腦幹之延髓，以啓動吞嚥反射（Perlman, 1991）。在喉部安全上也扮演重要之角色，統計大腦假球性癱瘓（pseudobubal palsy）之患者（兩側大腦皮質受損）其發生吸入肺部之現象，明顯高於單側大腦受傷者，因此不能輕忽兩側大腦半球對於吞嚥能力之影響。

小腦在吞嚥上所扮演的角色尚不清楚，但至少對於咀嚼與準備期有不可忽略的影響，對於肌肉動作的速度控制與協調性可能亦有影響。

(四)食道期

始於食物通過環咽肌進入食道，長約二十三至二十五公分，上下兩端皆有擴約肌（sphincter），防止食物或分泌物逆流。食物離開環咽肌進入食道，約八至二十秒後經賁門離開食道進入胃部。由於食道期之吞嚥障礙無法以復健治療或代償策略來改善，因此吞嚥困難之復健則專注於口咽吞嚥期。

② 臨床吞嚥評估

　　吞嚥評估的主要目標，不僅是發現口咽吞嚥解剖生理之異常，更要確定有否吸入肺部之現象，及其病因，如此才能選擇正確的治療法，以防合併症發生。

　　吞嚥困難（Dysphagia）此字源自於希臘文，dys- 表示障礙（disordered），phagia- 表示吃之意（Winstein, 1983）。在自然的進食環境中，評估吞嚥功能之異常，最易發掘患者真正的問題，但若未配合影像檢查，則其缺點是無法準確判斷咽部期之吞嚥障礙。臨床吞嚥評估主要在於確定口腔階段神經肌肉的活動困難，咀嚼協調能力之適當，口腔內殘留物的多寡，啟動吞嚥反射之快慢，進食前後音質之改變，鼻腔逆流的現象以及病人主觀吞嚥困難之症狀等。

　　首先要詢問病史，包括詢問患者是否曾經感染肺炎或吸入性肺炎（aspiration pneumonia）、慢性阻塞性肺疾病（COPD），是否接受過頭頸部手術、放射線治療或化學藥物治療、進食困難發生的時間與病徵，包括何種食物或姿勢易造成吞嚥困難或嗆咳現象（choking）以及音質的變化、是否造成鼻腔逆流（nasal reflux）、何處有阻塞感（sensation of obstruction）或異物感，及體重之變化等。

　　臨床評估的重點有⑴口腔顏面神經肌肉評估，⑵障礙症

狀之評估，(3)口腔感覺程度之評估。而臨床評估必備之物包括壓舌板、聽診器、手電筒、茶杯、茶匙、00 號小喉鏡、吸管及針筒等。

口腔顏面神經肌肉的評估原則包括唇型正常，活動時能對稱運動，顎部夠寬廣，軟顎、懸雍垂與後咽壁閉合時之間距（dimension），前後咽弓之位置，舌形及其肌肉活動範圍與力量，齒槽殘留食物之情況等。

口腔顏面神經肌肉的評估項目包括雙唇、舌、頰與軟顎在說話、反射動作或吞嚥時的肌肉活動度、動作速度及準確度（Dobie, 1978），／I-U／交替動作重複作十次，輪替動作／p-t-k／（diadochokinetic）與咀嚼時口腔內之協調動作和咀嚼力量。

臨床評估吞嚥反射時間，以食指置於下頜骨前端、中指置於舌骨頭處、無名指置於甲狀軟骨頂端、小拇指則置於底部，評估口腔期至吞嚥反射啟動所需時間、吞嚥反射啟動時喉部上提的幅度與所需時間（參見圖 6-5）。以聽診器輕置於甲狀軟骨一側，傾聽吞嚥反射啟動時出現「咕嚕」一聲與喉部上提之配合。吞下後，發／ㄚ／聲，評估是否出現濕濕音（wet voice），若有濕溼音則懷疑食糰可能誤入喉部，若未出現咳嗽反應則懷疑合併有靜默性吸入肺部現象（silent aspiration），如此需再進一步以電視螢光吞嚥攝影檢查來確定（Logemann, 1983）。

關於吞嚥障礙的症狀，可依下述方式進行臨床評估（Logemann, 1983; Groher, 1983）：

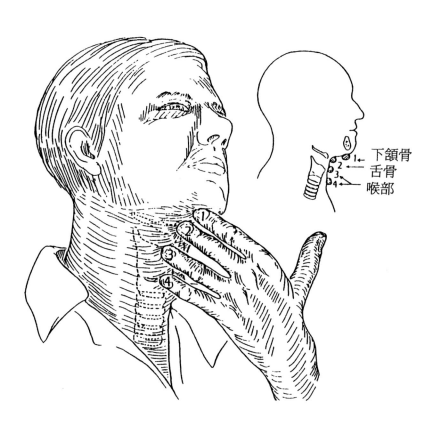

下頜骨
舌骨
喉部

圖 6-5　臨床吞嚥評估手指放置部位之圖解

1. 齒槽留有食物殘渣，頰部張力可能遭受神經學或解剖學上之損傷。

2. 食物殘渣留於前齒槽或於舌底之前方或雙側，可能的原因為舌頭肌肉活動功能不足或因神經學上受損或是手術切除而造成。

3. 進食時檢查口腔，若見食物黏於硬顎，則可推斷舌頭上提力量不足，而造成殘渣黏於硬顎處。

4. 口內食物易被擠出口腔之外，可能原因為舌頭外吐（tongue thrusting），缺乏正常的向上向下運動，當雙唇無法閉緊時，食物即易掉出口外，因而不易啓動吞嚥反射。

5. 口腔傳遞時間延長，可能由於口腔期操作之異常。

6. 舌頭不斷上下拍動（tongue pumping）但難啓動吞嚥反射。檢查者將手指置於受檢者的下頷底部，可感覺到其舌頭不斷在動，意圖向後推送食物，以代償延宕或消失的吞嚥反射。

7. 舌骨與甲狀軟骨上提延遲或欠缺，可於受檢者吞嚥時以手指置於下頷下方偵測舌骨與甲狀軟骨的活動。

8. 進食時是否出現嗆咳或咳嗽的現象。吞嚥反射出來之前即出現嗆咳現象（before the swallowing aspiration），是因舌頭控制食糰的能力差。若吞嚥反射一出來，食糰進入咽部即出現嗆咳（during the swallowing aspiration）是因喉部上提不足、關閉不及或是無法完全關閉所造成。吞嚥之後才出現嗆咳（after the swallowing

aspiration）則顯示咽部殘留物（stasis or residue）過
多，或環咽括約肌開啓時間不足，或肌張力過大，食
糰無法如數進入食道，於吞嚥反射結束後，再吸入敞
開之聲門。

9. 評估進食後之音質，若出現濡濕音（wet voice），則
可能是食物或分泌物進入喉部而不自知。若誤入物能
被聲帶阻擋而未落入聲門下方則稱penetration，但若聲
帶無保護作用，而造成誤入聲門下方之現象，稱爲as-
piration。若音質沙啞則懷疑聲門閉合不足，如此可能
造成進食當時嗆入聲門的現象。

10. 過多的分泌物，顯示過敏現象或感染造成吸入肺部（as-
piration）的現象。

11. 出現逆流（regurgitation）或嘔吐（expectoration），可
能因爲咽部或食道阻塞（obstruction）、咽部憩室（di-
verticulum）、食道氣管間瘻管或軟顎不易上提造成鼻
腔逆流之故。

12. 若留置氣切造瘻管，可見食物或液體由氣切管中流出，
則判斷患者有吸入喉部之問題，若未出現嗆咳則懷疑
有靜默性吸入現象。

口腔感覺度評估方面，敏感度的評估可採用棉棒輕觸來
進行，包括評估味覺、冷熱覺及觸覺等。

最後，針對腦中風患者，評估時應特別注意正常的警醒
度（alertness）、合作度以配合吞嚥檢查，並留意其認知及行
爲特質，因此等特質會影響患者是否能主動配合吞嚥檢查與

治療。

③ 實驗室檢查

一、電視螢光吞嚥攝影檢查

電視螢光吞嚥攝影檢查（video fluoroscopic examination, VFE）檢查目的為確定患者吞嚥功能上，解剖與神經肌肉生理之障礙，包括口咽傳遞時間（transit time）、肌肉活動問題（motility problems）、造成吸入肺部之病因與吸入之量（Logemann, 1994）。同時可於檢查當時決定可否由口進食特定濃稠度的食物，依據個別吞嚥障礙，評估治療策略對於吞嚥安全性及效率（efficiency）的影響，並選擇適當之直接或間接的吞嚥治療策略。由於出現吸入肺部之患者中，約有 40% 無法從臨床評估偵測到此問題（此現象稱為 silent aspiration），需由 VFE 動態影像評估得知（Logemann, 1983），故目前 VFE 被當作評估患者吞嚥能力的最佳標準（gold standard）（Bartolome, 1993）。

VFE 檢查又可稱為改良式鋇鹽與餅乾吞嚥檢查（modified barium cookie swallow）。選擇不同濃度的鋇鹽液，包括稀鋇液（thin liquid）、濃鋇液（thick liquid）、膏狀鋇液（paste）

與四分之一塊的嬰兒餅乾淋上膏狀鋇液，亦可採用真實食物再加入膏狀液，以偵測受檢者吞嚥生理的機轉。利用螢光射線照射，於電視螢幕上呈現鋇鹽液之流向，配合高解析度錄影設備，以一張一張定格畫面拍攝，加上能計算至微秒的計時器與熱感應印刷機（thermoprinter），及特製檢查椅等設備，詳細記錄受檢者吞嚥時的動態過程，照射部位上方以硬顎為界，前方始於雙唇，後方至後咽壁，下至聲門下方與食道頸部開口。檢查以側面觀（lateral view）與正面觀（A-P view）為主，分別給予四種不同濃度的受測物三次，依據臨床評估的結果，決定選擇受測物之順序與量，包括3c.c.、5c.c.或10c.c.等不同的進食量。選擇評估順序是以患者最安全的吞嚥量、濃度及姿勢為先，並當場試行最適當的吞嚥技巧（Perlman, 1991）。

　　VFE 檢查可確定之口咽吞嚥異常，從吞嚥過程來加以討論。

(一)口腔準備期

　　在口腔準備期中，從電視螢光吞嚥攝影檢查可見的異常現象包括(1)舌頭轉動後食糰仍留於舌面上或落入齒槽溝，其主要問題為舌頭側轉動的能力不足；(2)下頷轉動受限時，於咀嚼中只見下頷上下垂直動作，但缺乏轉動；(3)若見吞嚥啟動之前，食物仍散佈於口中，無法形成食糰，則表示口腔控制食糰的能力不佳。正常情況，於咀嚼完成立刻形成食糰，接著舌頭即後送食物，以啟動吞嚥反射。

(二)口腔傳遞期

　　口腔傳遞期中，從影像上可以發覺的問題包含(1)口腔傳遞慢，正常吞嚥能力可見舌頭開始後送食糰，當接觸到前咽弓時，隨即產生吞嚥反射動作，前後費時不到一秒，若大於一秒則稱為口腔傳遞延遲；(2)舌頭活動不足或口腔感覺受損時，可見前、側齒槽、舌面、硬顎殘留食物；(3)因舌頭上提能力減弱，而難以接觸硬顎，以至於舌頭與硬顎接觸不完全，導致吞嚥後舌面上或是硬顎處仍殘留食物；(4)因舌頭前後活動能力不足，而無法將食糰後送至啟動吞嚥反射之正常位置；(5)控制食糰能力不足，造成吞嚥反射出現前，食糰即流入咽部（premature swallow）之谿域或梨狀竇，若未能察覺，則可能吸入敞開的呼吸道；(6)小口吞嚥（piecemeal swallowing），每口量僅三分之一或二分之一茶匙量時，仍分成數次才吞完；(7)軟顎上提不足或延遲。正常吞嚥過程，當食糰接觸前咽弓時，引發吞嚥反射，同時軟顎上提，直到食糰通過口咽部，若軟顎上提不足或延宕，影響顎咽閉鎖，可能造成食糰逆流入鼻腔。

(三)咽部期

　　咽部期可檢查出的問題有：(1)咽部傳遞慢，從食糰接觸到前咽弓起，直到食糰離開環咽括約肌的時間大於一秒稱之，其主要問題為咽縮肌群蠕動能力不佳；(2)舌底可見疤痕組織，影響肌肉活動能力；(3)谿域留有殘餘物，於吞嚥反射前先落

入者，是因舌頭控制食糰的能力不佳，或吞嚥反射延遲，或因食糰濃度過高，肌肉蠕動力不足而造成殘留；(4)頸椎骨贅生（cervical psteophyte），影響咽部吞嚥活動，使得咽腔狹窄，尤以濃稠食物更難通過；(5)吞嚥反射結束後，後咽壁上仍黏著殘餘食物，此爲咽縮肌蠕動能力欠佳之故；(6)吞嚥反射後，谿域仍留有食物，是因咽縮肌蠕動力量差，若爲單側殘留，可能因單側咽肌無力；(7)喉部或甲狀軟骨上提不足，則易於喉前庭（laryngeal vestibule）殘留食物，並且於吞後吸氣或說話時，殘留物可能會落入呼吸道，造成吞嚥後之吸入肺部現象；(8)喉部閉合能力減弱，易造成吞嚥反射出現當時吸入肺部的問題（during swallowing aspiration）；(9)當環咽括約肌舒張不足時，食糰易殘留於單側或雙側之梨狀竇，以患側爲多，堆積過多，則將滿至呼吸道引起吸入肺部的問題；(10)側面觀首重確定是否出現吸入肺部的現象，及其發生之時序，此無法由臨床評估得到正確的答案；(11)正面觀時，評估食糰通過咽部是由單側或雙側流過，食糰不易流過的一側，顯示此側咽縮肌乏力；(12)正面觀時，患者發/一/聲，評估雙側聲帶振動的對稱性，有無疑似聲帶麻痺現象。

二、 光纖鼻咽内視鏡吞嚥檢查

光纖鼻咽內視鏡吞嚥檢查（Fiberoptic Endoscopic Examination, FEES）將光纖鼻咽喉鏡由鼻腔底部置入，評估鼻咽、口咽、下咽與喉部聲門解剖構造與神經感覺，及吞嚥反射前

後之生理機轉。檢查中可同時給予綠色（與體內組織顏色不同）的食用染劑，以觀察吞嚥反射前後染劑之流向及淤積量與部位，以鑑別吞嚥障礙之成因。最重要者為利用視聽迴饋法可及時評估聲帶閉合之情形。若連接上電視螢幕與錄影機可記錄鼻咽鏡所見之情況，並能反覆評量。

此檢查之限制為無法觀察其口腔階段及吞嚥反射當時之情況，故無法獲得完整之動態吞嚥生理資料。

三、 其他檢查

(一)超聲波檢查

此為非侵入性影像檢查，使用高頻聲波來觀察吞嚥時，口腔的活動，主要評估舌頭，同時提供視聽迴饋的治療法，但僅限於檢查口腔之肌肉活動。

(二)表面肌電圖檢查

非侵入性，電極接受器置於甲狀軟骨突處，偵測吞嚥反射出現與否，及喉部肌肉群之電位變化，以確定喉部上提之力量。此檢查只判斷喉肌在吞嚥反射出現時的力量，亦可用於迴饋訓練喉肌活動能力，以及學習孟德生手法（Mendelsohn maneuver）與用力吞嚥法（effortful swallowing）等直接治療法。

(三)氣壓計檢查

評估吞嚥時，肌肉蠕動的壓力波型，主要為偵測咽與食道，於吞嚥時之壓力變化。

④ 吞嚥障礙之分級

根據臨床評估與實驗室客觀檢查之資料，Splaingard（1988）將吞嚥障礙的嚴重度分成五等級，依不同等級建議選擇適當濃度與質地之食物：(1)正常範圍：偵測不出異常。(2)輕微障礙：吞嚥反射雖稍慢，但口腔、咽部的肌肉操作能力好。(3)中度障礙：吞嚥反射延遲，且吞之前食物先落入谿域或下咽部，吞之後仍有食物殘渣留於咽腔。(4)嚴重障礙：微量吸入肺部，同時吞嚥反射延遲超過五秒以上，或食物殘渣堆積在咽腔。(5)極重度障礙：此階段禁止由口進食（nothing per oral, NPO）。吞嚥反射延宕超過十秒以上或消失，每口超過 10%的進食量吸入肺部，或因咽部的肌肉活動力很差，而造成大量的食物殘渣堆積於其中。

⑤ 相關疾病

　　易造成吞嚥障礙的疾病有：接受頭頸部腫瘤治療者，最基本的處置是手術切除與放射線治療，另外也會合併化學治療。由於手術移除病灶區，造成正常結構受損，對於吞嚥功能之影響，應視組織可重建至最大的功能而定。放射線治療常於手術治療後進行，以達徹底破壞腫瘤組織。頭頸部接受放射線治療後，常造成唾液分泌不足、齲齒、水腫、射線性骨壞死與肌肉纖維化等問題。頭部外傷、中風者常造成認知功能不足、口舌失用症、吶吃、顱神經與吞嚥中樞受損等問題。另外多發性硬化症、脊髓側索硬化症（amyotrophic lateral sclerosis）、重症肌無力症、肌肉萎縮症與巴金森氏症患者也因肌肉無力或咀嚼功能不佳，而導致吞嚥困難。

　　腦幹為主要的吞嚥中樞，其中延髓的孤立徑核與腹中網狀結構為其中樞所在。此處損傷（如中風）時，對於口腔期影響不大。但最重要的影響為吞嚥反射不完整或是消失，及咽部神經肌肉的控制失當。於受傷之初一週內，咽部吞嚥反射消失，兩週後才出現反射慢的吞嚥動作，約長達十至十五秒鐘，常見的症狀有：(1)喉部上提與前滑不足，導致環咽括約肌開起時間過快或不足，因而於梨狀竇留下過多的殘餘物，殘餘處與腦部受傷皆為同側。(2)單側咽肌無力或癱瘓，亦造

成梨狀竇堆積殘餘物。(3)若影響到迷走神經，其上喉神經分支支配聲門處之感覺，受損時會出現靜默性吸入肺部之危險。而喉返神經分支則會造成患者聲帶痲痺、聲帶閉合不全，造成聲音沙啞或氣息聲。

　　腦幹受損，造成的吞嚥問題，雖說能在短期內恢復由口腔進食，但仍有些患者於發病後四至六個月，仍無法恢復功能性的吞嚥（Logemann, 1994）。

⑥ 吸入現象

　　吸入現象（aspiration）乃表示食物或分泌物誤入聲門，而聲帶未能阻擋，逕自落入其下，進入呼吸道。當患者聲門敏感度降低時，若出現吸入現象，又未見其嗆咳，此稱為靜默性吸入（silent aspiration）。於臨床評估中，約有 40% 的個案無法確定是否出現靜默性吸入，故電視螢光吞嚥攝影檢查在確定吸入問題上，扮演相當重要之角色，由檢查結果預測患者之病因，其準確性高達 99.2%（Logemann, 1983）。

一、 吞嚥反射前出現吸入現象

　　主要造成原因為舌頭控制力量差，針對此問題可選擇促進舌頭肌肉力量之運動為間接治療法，並採用稀的糊狀物為

直接治療物，因為其不過分黏稠，又能聚合成形不需舌頭費力後送。若吞嚥反射慢或反射消失者，往往於咽部留下殘餘物，或誤入聲門，如此則採行溫度刺激法，以加速吞嚥反射的啟動（參閱圖6-6）。

二、吞嚥反射中出現吸入現象

由於喉部三活門閉合不佳而造成此問題。可採行促進喉部組織關閉之間接治療活動，或於聲帶周圍注射矽膠物（teflon injection），或施行甲狀軟骨整形手術，以輔助聲門閉合（Kilman & Goyal）（參閱圖6-7）。

三、吞嚥反射後出現吸入現象

由於咽肌蠕動不恰當，或環咽肌張力過大，而造成吞嚥反射結束後，仍舊有食糰留於咽部，包括咽壁、谿域或梨狀竇等處，隨後則溢入未閉合之聲門（Palmer, 1974），殘餘物越多，越可能造成吸入現象。可採用各種代償性吞嚥技巧，以改善此問題，若環咽肌張力過大，代償法亦無效時，可考慮採行環咽肌切開術（cricopharyngeal myotomy）（參閱圖6-8）。

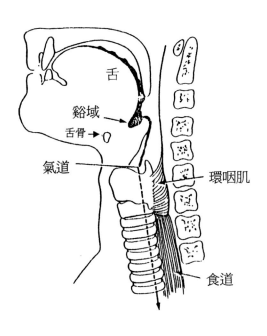

舌

谿域

舌骨→

氣道

環咽肌

食道

**圖 6-6　側面觀。吞嚥反射出現前出現吸入現象，食糰落入
　　　　聲門**

⑦ 年齡與吞嚥功能

　　人類從胎兒時期即有吞嚥動作。在子宮內會吞吐羊水（amniotic fluid）與吸吮大拇指。出生後，嬰兒即有吸吮等反射動作。八個月大有咬合動作（biting），約十至十二個月時則學著咀嚼。嬰兒的頭頸部構造與成人有明顯的差異，如口腔較小，舌頭好似充滿於口中，休息時的位置在口腔前方。軟顎、舌頭與會厭軟骨的距離較成人為近。吸吮時，下巴往下、雙唇緊閉、舌頭抬高拍動奶頭內之液體，奶則流入口腔後部，後咽壁、軟顎與舌底一同將其擠入咽壁，而後咽壁的動作則大於成人。嬰兒的喉部位置高，咽腔短，所以吞嚥時喉部上提程度小於成人（Bosma, 1973）。年長者如八十歲以上之耄耋老者，由於肌肉活動能力退化，結締組織的變化，對於口乾、味覺、嗅覺等感覺差，牙齒狀況不佳，會厭軟骨硬化，及產生退化性骨贅物等，因而造成口腔感覺差，咽肌蠕動力減弱，以至進食後留下殘餘物，食道蠕動力差，造成食道階段的傳遞時間拖長等問題（Perlman, 1991）。

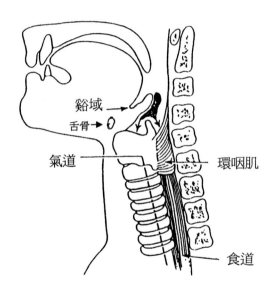

谿域 →

舌骨 →

氣道

環咽肌

食道

圖 6-7　側面觀。吞嚥反射出現時食糰同時落入聲門造成吸
　　　　入現象

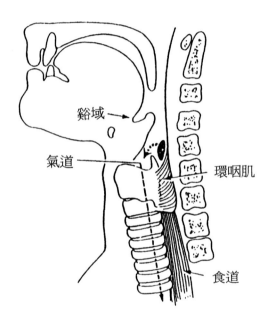

圖 6-8　側面觀。吞嚥後食糰溢入聲門造成吸入現象

🔟 吞嚥治療

　　從病理成因之釐清，經臨床吞嚥評估與試驗，最後由影像檢查確定，搜集詳細資料後，繼而訂定周詳之吞嚥計畫與訓練目標，選擇適當的吞嚥治療法，如此始能有效治療並達到安全進食。吞嚥治療可分為直接治療與間接治療兩大類。

一、間接吞嚥治療

　　利用各種肌肉運動以促進吞嚥肌群之肌肉活動度（range of motion）、協調性（coordination）、肌力或配合特殊的吞嚥技巧進行吞口水（dry swallow using saliva），用於患者無一濃度食物可安全進食時。

　　促進口腔肌肉控制食糰的能力，及訓練操作吞嚥的主動階段之活動，包括六項運動：(1)咀嚼時，舌頭向兩側活動的能力。(2)舌頭抬高貼向硬顎的活動。(3)舌頭作成杯狀，以利食糰聚集於舌上。(4)舌頭向上抬起貼近硬顎以盛住食糰。(5)舌頭可前後活動，以利口腔階段的啓動。(6)促進舌頭前後活動，以利吞嚥反射之啓動。

　　舌頭運動時，每一個動作維持一秒鐘，再放鬆或停止，每回訓練重複五至十次，約費時三至四分鐘，每日作五至十

回。抵抗運動（resistance exercise）可以壓舌板推舌頭一秒鐘，或作吹、吸之動作以訓練之。咀嚼訓練可以甘草爲媒介，一端置於患者口中，一端留於口外以手握住，左右來回咬動可訓練患者咀嚼能力。另可將紗布纏於壓舌板上如冰棒狀，沾上少許味道如橘子汁，以提升患者咀嚼訓練之意願。舌頭聚集能力之訓練，可將食物置於口中轉動，而不吞下，數秒後再吐出。

唇部運動包括展唇（如微笑）與圓唇（如嘟嘴）交替動作，以加強頰肌之張力（buccal tension），每一動作持續一秒鐘。另外可以閉住湯匙或壓舌板，再試著拔拔看以訓練閉唇力量。

其次，爲了強化吞嚥反射之完整，加強吞嚥反射的刺激，可採用 00 號的喉鏡，將之置於冰塊水中十秒鐘後取出，以鏡背按壓及括觸前咽弓每側五至十次，再乾吞（dry swallow）一回，期能提高吞嚥反射之敏感度與反射速度。此法建議每日作四至五回，每回五至十分鐘，連續治療數周至數月。再者，加強聲門閉合之運動，以促進吞嚥反射當時呼吸道保護之能力，可採用聲門推提發出瞬間短促且大之／Ｙ／聲。

二、 直接吞嚥治療

在特殊的指導下，患者進食少量食物或水，以進行吞嚥訓練，同時加入各種治療策略如姿勢的改變，選擇適當的食物濃度與質地及運用安全吞嚥法等，在不改變其真正的吞嚥

生理現象下，促進吞嚥的有效性及安全性，以預防吸入肺部的發生。

(一)食物的選擇

　　初進行直接吞嚥治療時，先以染有顏色的液體作為訓練食物，若由口腔咳出，可證明有咽部殘餘物，若由氣切造瘻口咳出，則可證實有吸入肺部的問題。由臨床評估或電視螢光吞嚥攝影檢查，確定患者進食液體食物最困難或危險時，則應選擇安全濃稠度的食物（如稠狀物 puree food）作為訓練介質。進食訓練前，教導患者先將口咽內之痰液或分泌物咳出，每次吞完一口，隨即評估患者的音質，若為濕啞聲（wet hoarse quality），則需清清喉嚨咳嗽後再吞一次口水。倘若吞後，聲音清晰，則表示此食物適合進食。

1. 濃稠度（consistence）

　　濃稠度的不同會影響食糰的流速，及吞嚥反射啟動的快慢。正常情況下，濃度越高其流速越慢，反之亦同。對於咽部吞嚥反射慢者，喝液體食物較不安全，因為液體流速快，且易於反射啟動前流入咽部，若加上聲門閉合不足則更可能誤入呼吸道。所以反射慢者應進食濃稠的食物較安全。但咽肌蠕動力差或口水等分泌物少者，如接受頭頸部放射線治療後之患者，則以濃稠食物最難嚥下，故以水、湯或果汁等液體，隨較乾之固體食物後喝下，以減輕阻塞感。若某一濃稠度或質地的食物，每口進食需費時十秒以上者，則禁止吃此種食物。若進餐緩慢者，則需給予單位營養成分高的食物，

以維持營養需求。

2. 食物的量

　　每口進食量需視患者口腔控制能力，尤其是舌頭靈活度，與咽肌收縮力及聲門閉合能力而決定。一般中風患者對於1～3c.c.的食物如少量的口水，較難啟動吞嚥反射，而大口進食如10～20c.c.，舌頭可能較難控制（Logemann, 1983）。Logemann 等人（1995） 提及若增加食糰的量，可延長環咽括約肌打開與聲門閉合的時間，而冷的食糰特別對較輕微的神經性吞嚥障礙者，可促進咽部吞嚥反射的啟動，酸性的食物（如檸檬汁）可增加吞嚥反射前，感覺傳入大腦皮質及腦幹，如此減少了反射啟動之閾值。

(二)姿勢之選擇

　　Horner 等人（1988）的研究報告中提及，採用姿勢改變的技巧，對於中風病人可減輕 80%的吸入肺部問題（Logemann, 1993）。從臨床吞嚥評估與影像檢查結果，根據其吞嚥問題選擇適當之姿勢，以促進食之安全，此選擇可同時於螢光吞嚥攝影檢查時，當場選定最安全可行之進食姿勢。

1. 頭部傾向健側（tilt head to good side）

　　單側顏面神經麻痺或舌頭一側活動差者，餵食時從健側送入食物，可增加口腔之感覺，避免掉落口外，同時預防食物堆積於患側。從影像檢查可知咽部雙側蠕動情況，是否對稱或僅單側咽肌收縮，及單側聲帶麻痺，若單側通過咽部，則將頭部傾向易通過的一側，利用重力之原理，以利吞嚥之

有效性及減少殘餘物之淤積，如此亦能避免吞後出現嗆咳現象。

2. 頭部轉向患側（turn head to bad side）

單側咽肌麻痹採用的代償性策略為將頭部轉向受損側，以關閉梨狀窩，並利於食糰由健側直接通過。若聲門閉合欠佳時，亦可將頭轉向患側或於甲狀軟骨處加壓，以促進患側聲門閉合程度。

3. 下巴內縮（chin tuck）或頭部前傾（head tilt forward）45°角

可加大舌底谿域的容量，對於咽部吞嚥反射啟動慢，食糰於吞嚥反射前即先流入谿域者，可防止過多的食糰溢入無保護措施的聲門，以避免吸入喉部或嗆咳等現象。

4. 下巴上揚（chin up）

口腔傳送能力差，特別是舌頭喪失後送能力時，此姿勢可減輕後送之困難，但若聲門閉合能力不佳時則不適用，因頭部上揚易造成嗆咳。此進食姿勢較不適用於口咽神經性吞嚥障礙者（如腦中風），因其學習動作反應較慢、神經感覺常受損、口咽肌肉動作反應慢等，運用此姿勢需詳細評估，始得採用。相反的，此法多用於舌部結構受損者（如舌癌患者接受舌切除術者），一般其聲門並未受損，能保留正常的喉部感覺能力，故使用此法可改善口腔傳送之困難。

5. 斜躺 60°角的姿勢（reclining position）

對於咽縮肌乏力，咽壁易留殘餘物時，可採用此姿勢進

食，藉由重力作用以利進入食道，又因身體斜躺可避免誤入或溢入聲門。常用於喉部上提不足咽肌又無力者。

6. 孟德生吞嚥手法

Mendelsohn（1989）提出此法，可用於吞嚥反射過程中，維持喉部上提，以確保呼吸道之閉合，並利於通過環咽肌而後進入食道。初學時，患者將手置於喉部甲狀軟骨兩側，感覺吞嚥時喉部上提的動作，接著於吞嚥時以手指握住喉部，主動地將舌後部壓向咽壁，此步驟可增強吞嚥力量，延長並提高喉部上提時間，維持吞嚥反射中，喉部一直處於上提的位置，約四秒鐘。重複五次後，試試看可否不以手指提喉，而是可以吞嚥肌群維持喉部上提的位置，若仍無法運用則重複以手指輔助練習。此法可同時使用喉部表面肌電圖，運用視聽迴饋的技巧，加強學習運用之成效。於患者出現吞嚥當時與之後的嗆咳或吸入肺部時採用，可以改善吸入肺部之問題。

7. 上聲門吞嚥技巧 （supraglottic technique） 又稱安全性吞嚥技巧 （safe swallowing technique）

由於患者咽喉部因手術而改變其結構或咽喉肌肉無力，以致易造成吸入肺部的問題時，除了將果凍類食物取代液體外，更可採用此吞嚥法。對於無氣切造瘻者，吞嚥前先深吸一口氣，接著屏住氣吃進食物，再吞下，可多吞幾次，直到口中已無食物爲止，即刻清清喉嚨咳嗽一下，再吞一次口水，再清一次喉嚨後，始可呼吸。至於有氣切造口者，先將氣切口蓋住（若氣切管內固定氣囊是打飽氣時，則不可將氣切管

塞住，否則無法呼吸），接著咳嗽清喉嚨，然後深吸一口氣並屏住，吃下一口食物，吞至乾淨後，再咳嗽清喉嚨，再吞一下口水後，才能將造口打開。

8. 用力吞嚥法（effortful swallowing）

此法即是很用力的吞，增加舌底收縮力，以促進會厭軟骨下壓程度，期能提高聲門保護作用。

(三)代償法

固體或乾燥食物配著液體（如水）喝。由於唾液或咽部黏液不足，加上咽肌蠕動力差時，可以此代償法幫助嚥下食糰。

1. 進食輔具

例如於頭部上抬，易造成吞嚥反射前之嗆咳者，為避免頭部上抬，所使用的杯子上緣有一缺口，只需抬高杯子喝完所剩之水，而不需將頭部上揚。若舌頭後送食物有困難（如舌部切除術後）時，可以長柄湯匙送入舌後部，利於食糰引發吞嚥反射，減少口腔殘餘物，並且縮短口腔傳遞時間。

2. 義齒或人工口蓋

有完好的牙齒，不僅增加口腔迴饋感，促進咀嚼之樂趣，最重要的是能維持所需營養與消化。對於顎裂或因神經性受損（如中風）造成軟顎無力，上提困難者，可以人工口蓋補救。

對於認知能力欠佳者，需嚴密監督其進食狀況，以促進

安全的吞嚥活動。

⑨ 手術治療

　　以手術治療法解決吞嚥困難的目的主要為：(1)促進聲門括約肌之功能，(2)協助食糰進入食道，(2)將呼吸通道與進食路徑分流（蕭自佑，民 86）。

一、 促進聲門括約肌之功能

　　當聲帶痲痺，聲門於吞嚥時無法緊閉，可採用甲狀軟骨整型術（thyroplasty）、杓狀軟骨（arytenoid cartilage）內轉術或聲帶底部注射鐵弗龍，使其靠近中心線，此類手術可改善聲門閉合，以維護呼吸道的安全。

二、 協助食糰進入食道

　　由於神經性的吞嚥障礙，如腦幹中風等，造成環咽括約肌無法適時的舒張，食物堆積於梨狀竇，易引發吞嚥反射後食物逆流入喉部，出現吸入肺部的現象。此問題可施行環咽肌擴張術（cricopharyngeal dilatation）或切開術（myotomy），以利環咽肌鬆弛，如此食物就能順暢的進入食道。

三、將呼吸通道與進食路逕分流

對於嚴重的吸入肺部症狀，甚至於口水或其他分泌物，皆會造成吸入問題時，若無適當的改善處理法可茲採用，則以氣管分流術（tracheo diversion）以預防吸入肺部，甚至引發吸入性肺炎的發生。此手術是將呼吸道與咽腔完全分開，於頸部開一氣切造瘻口，作為呼吸之用。若效果仍不理想，最後可施行全喉切除術，但此手術的代價太高，不僅移除了許多組織包括聲帶，甚至於無法正常的發聲說話。

⑩ 留置氣切造口與吞嚥障礙

在出現吸入問題的患者中，約有 15～69% 的患者有留置氣切造口，其對於吞嚥功能之影響，根據 Nash（1988）所提出之看法簡述如下。

一、限制喉部上提

氣切影響患者的吞嚥功能，其中因甲狀軟骨與舌骨滑動受限，造成正常吞嚥時喉部上提受阻，同時也縮短環咽肌打開的時間。另外聲門下壓因而受到干擾，抑制吞嚥反射啟動

時的聲門閉合功能之協調性（Sasaki et al., 1977）

二、氣管受損與氣囊堵塞

開放的造廔口易受感染，如此將傷害氣管周圍的軟骨組織。另一個常見的問題為氣管狹窄（stenosis），其發生率約為 1～10%（Greenway, 1972）。氣切造廔管若為氣囊式氣切管，於吞嚥時將氣囊充氣，預防吸入肺部，如此鼓脹之氣囊卻壓迫到咽壁，影響咽肌與食道之蠕動，因此食物或分泌物，易堆積於氣囊之上，若氣囊鬆開，堆積物即刻落入聲門，造成吸入肺部之問題。長期留置氣切管易造成軟骨軟化（chondromalacia）及食物逆流入聲門的問題。如此患者將喪失正常的聲音，因而衝擊其生活品質。（參閱圖 6-9）

三、聲門閉合不協調

慢性的上呼吸道分流易導致聲門閉合不協調（Sasaki et al., 1977 & 1984）。

四、降低聲門敏感度

由於長期的氣道分流，在神經生理學上，導致喉部敏感度降低，保護反射能力喪失。

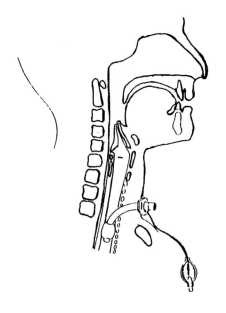

圖6-9　透視氣囊式氣切造瘻管插入之相關位置

11 結語

　　吞嚥困難之復健首重團隊各專業間之密切合作，包括內科、神經科、復健科、喉科、放射線科醫師、語言治療師、營養師與護理人員等。詳細評估者吞嚥功能，確定問題後，選擇適當之治療。治療目標不僅在於維持必須之營養、避免脫水及預防吸入肺部之危險。在安全的生理狀況下，其次的復健目標為重建經口進食的能力，促進患者獨立進食之功能，包括可自行餵食或管灌食，若無法達成則指導照顧者正確之餵食法，並教導如何偵測其營養狀況與給予情感的支持，以防發生危及性命之合併症。

參考文獻

王亨貴、張允中（民 86）：腦中風患者吞嚥障礙之評估。**當代醫學**，24 卷，561～563 頁。

張綺芬、謝富美（民 84）：吞嚥障礙症之衛教。**聽語會刊**，11 期，37～42 頁。

蕭自佑（民 86）：吞嚥困難症之光纖內視鏡評估與外科性治療。*86 年台灣區醫學聯合學術演講會*，24～25 頁。

Arvedson, J. C. & Lefton-Greif, M. A. (1996). Anatomy, physiology, and development of feeding. *Seminars in Speech and Language, 17,* 261-268.

Bartolome, G. & Neumann S. (1993). Swallowing therapy in patients with neurological disorders dysfunction. *Dysphagia, 8,* 146-149.

Crary, M. A. (1995). A direct intervention program for chronic, neurological dysphagia secondary to brain-stem stroke. *Dysphagia, 10,* 24-36.

Horner, J. & Massey, E. W. (1988). Silent aspiration following stroke. *Neurology,* 317-319.

Jones, B. & Donner, M. W. (1991). *Normal and Abnormal Swallowing: Imaging in Diagnosis and Therapy.* Springer-Verlag New

York Inc.

Langmore, S. E., Schatz, K., & Olsen, N. (1988). Fiberoptic endoscopic examination of swallowing safety. *Dysphagia, 2,* 216-219.

Langmore, S. E. (1991). Managing the complications of aspiration in dysphagic adults. *Seminars in Speech and Language, 12,* 197-206.

Logemann, J. A. (1983). *Evaluation and Treatment of Swallowing Disorder.* San Diego, CA, college-Hill Press, Inc.

Logemann, J. A. (1987). Criteria for studies of treatment for oral-pharyngeal dysphagia. *Dysphagia, 1,* 193-199.

Logemann, J. A. (1993). Noninvasive approaches to deglutitive aspiration. *Dysphagia, 8,* 331-333.

Logemann, J. A. & Chapey, R. (Eds) (1994). Manegement of dysphagia poststroke. *Language Intervention Strategies in Adult Aphasia,* Chapter 27. Williams & Wilkins .

Logemann, J. A. (1995). Effects of a sour bolus on oropharyngeal swallowing measures in patients with neurogenic dysphagia. *Journal of Speech and Hearing Research, 38,* 556-563.

Miller, A. J. (1986). Neurophysiological basis of swallowing. *Dysphagia, 1,* 91-100.

McConnel, F. M. S., Cerenko, D., & Mendelsohn, M. S. (1989). Analyse des schluckaktes mit hilfe der manofluorographie. *Extracta Otorhinolaryngologica, 11,*165-171.

Nash, M. (1988). Swallowing problems in the tracheotomized patient. *Otolaryngol Clin North Am, 21,* 701-709.

Perlman, A. L. (1991). The neurology of swallowing. *Seminars in Speech and Language, 12,* 169-182.

Perlman, A. L. (1994). Videofluoroscopic predictors of aspiration in patients with oropharyngeal dysphagia. *Dysphagia, 9,* 90-95.

Rader, T. & Rende, B. (1993). *Swallowing Disorders What Families Should Know.* Tucson, Arizona, Communication Skill Builders, Inc.

Splaingard, M. L., Mutchins, B., Sulton, L. D., & Chaudhuri, G. (1988). Aspiration in rehabilitation patients: Videofluoroscopy vs bedside clinical assessment. *APMR, 69,* 637-40.

Winstein, C. J. (1983). Neurogenic dysphagia. *Physical Therapy, 63,* 1992-1997.

第七章

成人失語症之復健

李淑娥　著

　　當一個成人失去語言和溝通能力時，其孤寂無助很難想像而知。失語症大多數是因為中風、車禍等原因，傷及腦部語言區而突然喪失原有的語言和溝通能力，此人在中風前，可以很輕易地完成日常生活所需的溝通，而活躍於各種不同的社會生活中，中風後，卻可能連每天例行活動中極簡單的問題都無法回答，這對一個人或其家庭都是很大的打擊，必須要經過一段長時間的調適，才能對未來有正確的期望，積極參與復健課程（Jones, 1994）。所以成人失語症的復健必須兼顧病患的身心障礙，方有令人滿意的效果，心理復健較屬於復健諮商的範圍，本文僅介紹有關語言與溝通的復健，包括失語症的評估、預後以及治療。

① 失語症的評估

一、目的

　　評估與治療是臨床失語症學家最重要的工作，評估主要是詳細深入的探究每一病患的認知、語言和溝通行為的問題，做為擬訂治療計畫的依據。失語症的評估可達成下列目的（Darley, 1982; Eisenson, 1984; Lyon, 1986）：⑴鑑別診斷（differential diagnosis）：鑑定病患有無溝通障礙，其語言問題是

失語症或是其他神經、心理異常伴隨的語言行為特徵，如失智症（dementia）、精神分裂症，若為失語症，其類別與嚴重度為何？(2)確定病患功能性溝通的能力，做為訂定治療計畫的基準；(3)提供可能的病灶部位；(4)提供預後（prognosis）的訊息；(5)不同時期的再評估可以瞭解恢復狀況及其治療效果；(6)可與相關專業工作者或家屬進行具體、量化的討論。

二、過程

失語症的評估可依循以下步驟進行之（Davis, 1983; Albert & Helm-Estabrooks, 1988）：

(一)蒐集病患資料

1. 基本資料

包括姓名、年齡、性別、籍貫、住址、電話、教育背景、職業、興趣、生病前個性及家庭結構等，這些資料可由病歷記載或詢問家屬而得，對初次會面與病患建立良好關係或執行非正式語言評量非常重要。

2. 病史資料

(1)疾病史

以前曾得過之疾病，尤其與神經系統病變有關者，如中風、車禍、腦瘤、腦炎、腦膜炎、癲癇、失智症、酒精中毒或精神疾病等。何時發病？對身心有何影響？

(2)腦部神經學檢查

主要的有腦神經影像檢查如電腦斷層掃描（CT scan）、磁振造影（MRI）、血管攝影（Angiography）；核子醫學檢查如正子電腦斷層攝影（PET）、單光子電腦斷層攝影（SPECT）；腦電波（EEG）、腦血流測量（Regional CBF）以及腦部手術報告等，可以確知病灶部位、大小和類型等資料（吳進安等，民 87）。

(3)**醫師處方**

包括藥物與其他治療，可以瞭解病患在醫院內將會接受哪些治療服務，有些治療藥物可能會造成病患昏睡或情緒反應不佳。

(4)**護理記錄**

可以提供病患在醫院內的生活情況，恢復狀況，亦可知病患在語言治療室外的溝通情形。

(二)正式語言評估

正式的語言評估過程能使臨床語言治療師有系統且全面性地評估病患語言行為各層面的能力。定性的語言障礙特質分析可用以鑑別是否為失語症，或是其他病因干擾溝通能力；定量的錯誤分析是失語嚴重度的指標。語言治療計畫主要是針對這些語言行為特質而擬定（Davis, 1983）。評估失語症的測驗適用於「說英語」病患者相當多，而適用於「說漢語」病患的僅有《榮總失語症測驗》（陳紹祖、曾進興、鍾玉美，民 83）以及其修訂版《簡明失語症測驗》（鍾玉梅、李淑

娥、張妙鄉等，民 87）、《波士頓失語症測驗中文版》（李
淑娥、呂菁菁、鍾玉梅等，民 83）、《漢語失語檢查法》
（王新德、高素榮，民 77；高素榮等，民 81）；適用於「說
粵語」病患的有《廣東話失語症測驗》（Yiu, 1992）；適用
於「說台語」病患的有《波士頓失語症測驗台灣閩南語版》
（曾志朗、 呂菁菁，民 83）。

　　失語症測驗有的為全面性語言評估，包含聽覺理解、口
語表達、閱讀能力和書寫能力等的評估，如波契氏溝通能力
測驗 PICA（Porch Index of Communicative Ability, Porch, 1981）、
波士頓失語症測驗 BDAE（Boston Diagnostic Aphasia Examin-
ation, Goodglass & Kaplan, 1983）、威士特失語症測驗 WAB
（Western Aphasia Battery, Kertesz, 1982），以及波士頓失語
症測驗中文版、簡明失語症測驗、漢語失語檢查法；有的是
功能性溝通能力評估，評估病患日常生活中溝通情境的處理
技巧，如日常生活溝通能力測驗 CADL（Communicative Abil-
ities in Daily Living, Holland, 1980, 1998）；有的測驗只是評估
某特定能力，如評估聽覺理解的透肯測驗（Revised Token Test,
McNeil & Prescott, 1978）、評估命名的波士頓命名測驗（The
Boston Naming Test, Kaplan, Goodglass & Weintraub, 1983）、
評估閱讀理解的失語症閱讀理解測驗（Reading Comprehension
Battery for Aphasia, LaPointe & Horner, 1979）、 評估動作理解
的新英格蘭動作測驗（New England Pantomime Test, Duffy &
Duffy, 1984）等。選擇合適的測驗相當重要，Golper（1996）
建議配合治療計畫，最好先選擇病患適用的全面性語言評估

測驗，再選擇功能性溝通測驗，最後必要時再選擇針對某能力的補充測驗。進行正式語言評估測驗時，必須考慮以下幾點（Peterson & Marquardt, 1981; Eisenson, 1984）：

1. 測驗目的

每個測驗都有其特殊的優點，若為分類或與病灶部位相比對，則選擇修訂《波士頓失語症測驗》的中文版、台灣閩南語版、漢語失語檢查法較佳；若以測量病患之障礙程度及擬定治療計畫為主，則選擇《簡明失語症測驗》、《日常生活溝通能力測驗》較理想；若針對特殊能力評估，則依需要選擇不同語言層面的測驗如聽覺理解的《透肯測驗》等。

2. 病患狀況

剛發病急性期狀態的病患，體能、注意力時間、情緒穩定度都較差，宜選擇迅速、簡短的篩選測驗，如《簡明失語症測驗》；而慢性期的治療中病患，則可選擇內容較完整、題目較繁多的測驗，如《波士頓失語症測驗》。此外，病患的肢體障礙（如半身不遂）、視覺障礙（如偏盲、忽視）、聽覺障礙（如重聽）及其他病症皆應考慮。

3. 測驗環境

若在吵雜擁擠的病房測驗，只適用篩選測驗或全面性測驗的一部分，有時還需測驗者運用創造力就地取材；若在安靜的獨立空間，則選擇性較多。

4. 測驗時間

測驗時間的安排必須配合病患其他的活動，若病患太累，易影響測驗結果的準確度。最好安排在病患精神最佳時段，

且至少有一小時不受干擾；有時測驗需分幾次進行，但前後以不超過一星期結果較正確；若要與病灶部位相比對，則測驗日期至少發病四週後，並與神經學檢查相距兩週以內（Basso, 1985）。

5. 施測者

施測者本身對每個測驗的效度、信度、常模、測驗目的、測驗內容、施測過程、記分方式等應深入研究，以瞭解其優缺點，才能選擇熟悉、恰當的測驗，真正達到所希望的測驗目的。另外，施測者的態度亦會影響測驗結果，施測者應有耐心，多給予鼓勵，並細心觀察病患所有的行為反應（Darley, 1982）。

三、鑑別診斷

鑑別診斷是失語症評估的主要目的之一，主要鑑別(1)病患是否有失語症？其障礙是屬於正常老年性溝通問題或是病理性溝通問題？(2)如果是失語症，則其類型和嚴重度如何？(3)此種障礙是否為原發性（primary）語言異常？或是精神分裂症、失智症、閉鎖性腦傷（closed head injury）、右腦傷等病症造成的續發性（secondary）語言行為異常？

Helm-Estabrooks和Albert（1991）主張所有失語症皆有命名（naming）的困難，所以命名障礙是診斷有無失語症的分野。鑑別診斷的第一步是確定病患有無命名障礙，或稱命名不能（anomia）。而命名測驗的內容必須考慮語詞頻率（word frequency）、 語意類別（semantic categories）和測驗方式，最好包括物品、動作、文字、數字、顏色以及身體部位的指定命名（confrontation naming）與自由回想動物名稱。失語症候群十分複雜，失語症學家依命名、會話語言的流暢度、聽覺理解和複誦四方面的障礙差異分成不同的類別，詳細內容參考「成人失語症」一章。

　　成人因神經生理或心理病變引起的溝通障礙，雖可能出現各種不同的語言行為特徵，鑑別診斷對臨床人員仍是極大的挑戰。McNeil（1982）與 Holland（1992）認為失語症有特定的病因及特殊的失語症候群，大部分失語症學家也主張語言處理的缺陷是失語症的根本原因，所以語言障礙是干擾溝通歷程的基本因素者才能稱之為失語症；若是注意力、記憶力、推理、思考等為干擾溝通歷程的基本因素者，即使出現續發性語言行為異常，亦不應稱之為失語症（Davis, 1983; Chapey, 1994）。要區辨失語症與其他神經性語言行為異常的族群十分困難，乃因(1)失語症候群與其他族群之語言障礙特質有諸多重疊；(2)失語症病患也可能伴隨其他族群病症，如失語症加上失智症；(3)這些族群反映出共同的神經生物基礎（neurobiological bases），如失智症主要病灶在兩側大腦後區，而流暢型失語症是在左側大腦後區。要區辨這些原發性和續發性語言異常族群應由發病狀況（onset）、病灶部位、病程、病識感、心智能力、語言層面以及人格和行為特質各方面來做鑑別（Wertz, 1985; Davis, 1983）（參考表 7-1 ）。

第七章　成人失語症之復健

表 7-1　各類神經性語言異常臨床特質之比較

臨床特質	精神分裂症	失　智　症	認知混淆
發 病 狀 況	漸進／突發性成年早期	漸進／突發性五十歲以上多	通常突發性任何年齡
病 灶 部 位	不明	**瀰散性／多處**區域性	**瀰散性／多處**區域性
病　　　程	短暫的至不可逆的惡化	通常是逐漸惡化	通常是暫時性
病 識 感	減退	減低	減退
心 智 能 力	思考組織能力受損	記憶、定向、智能及判斷能力受損	定向、思考、近期記憶受損
語 言 層 面	續發性語障語彙／語法接近正常，但口語缺乏關聯性、語意空洞	續發性語障語彙／語法接近正常，但語意不連貫或虛構、不語、亂語症	續發性語障語彙／語法接近正常，但有虛構、不切題現象
人格和行為	怪異、不語，有幻覺、妄想	常多變動	有幻覺

表 7-1　各類神經性語言異常臨床特質之比較（續上頁）

臨床特質	右　腦　傷	吶　　　吃	言語失用症	失　語　症
發病狀況	通常突發性任何年齡	通常突發性任何年齡	突發性任何年齡	通常突發性任何年齡
病灶部位	區域性	區域性	區域性	區域性
病　　程	有自發性恢復	有自發性恢復	有自發性恢復	有自發性恢復
病識感	減低	未受損	未受損	未受損
心智能力	定向、判斷、視覺空間整合受損	未受損	未受損	較未受損
語言層面	續發性語障臨床測驗錯誤少，但口語組織、語用、語韻差	未受損肌張力異常而致構音含糊、歪曲，錯誤較一致	未受損動作計畫差而致構音困難，錯誤常不一致	原發性語障聽理解不佳，口語有語誤症或失語法症
人格和行為	情緒平淡、誇大個人功能	未受損	未受損	未受損

(一)精神分裂症

　　精神分裂症的語言和渥尼克氏失語症（Wernicke's apha-sia）的亂語行為（jargon）之比較，一直是一個很有趣的研究主題。精神分裂症的發病狀況多數是漸進性的，且在年紀相當輕時就開始，尚未有已知的神經病理原因，如為退化性的會愈來愈差。其原發性障礙是思考歷程的崩解，呈現口語表達缺乏關聯性，還有幻覺和妄想，但在聽覺理解、閱讀和書寫方面比失語症障礙少。有的病患說話流暢但思緒飄來飄去，出現不連貫、不切題、語意空洞、亂語症、語法錯用（para-grammatism）、固持症（perseveration）、語意型語誤（sem-antic paraphasia）之語言特徵；有的病患退縮、反應慢、說話少以及清晰度差（Andreasen, 1979; Goren, Tucker, & Ginsberg, 1996）。精神分裂症和失語症的口語表達比較不同點是精神分裂症在命名與語法的測驗錯誤很少（DiSimoni, Darley & Ar-onson, 1977），Lecours 和 Vanier-Clements（1976）發現精神分裂症對語言要素的錯誤較為敏感，故以語意型語誤和語意型亂語（semantic jargon）居多，思考奇怪以致說話跟著奇怪；而渥尼克氏失語症較多語言要素的錯誤，像新詞型語誤（neologism）和新詞型亂語（neologistic jargon），思考正常但說話偏離正常。

(二)失智症

　　失智症是因為廣泛的瀰散性或多處區域性的腦傷引起全

面性智能受損，認知、人格和社會生活慢慢地逐漸退化，語言障礙也跟著惡化。其發病狀況有漸進性或因多處腦血管阻塞而突然發生，大多在五十歲以上，語言問題因人而異，有不說話者也有說話流暢者。Obler 和 Albert（1981）描述早期失智症在基本聽覺理解測驗反應正確，只是不理解抽象的格言解釋，能複誦高頻率的長句，口語表達較以個人為中心、常重複、含糊不清楚；中期失智症理解力漸退，回答「是不是」的問題有錯誤，高頻率長句的複誦漸差，命名時出現不必要的冗語，口語表達有語意型語誤和些許亂語；晚期失智症除了偶而亂語以外變成不語現象，實物命名可能有些正確但會不自覺的夾雜亂語。失智症與失語症的主要區別在溝通的「語用」，溝通時常違反社交規則，晚期失智症不會與人接觸眼神。Porch（1981）以及 Sandson、Obler 與 Albert（1987）報告失智症在全面性失語症的測驗結果，其聽說讀寫各層面都有輕度到中度的障礙，口語流暢在正常範圍，語法幾乎正常，但答案很多與測驗題目不符合，對話時語意不連貫、內容貧乏。Wertz（1985）提出需要記憶力、專注力、抽象思考和類化推理的語言測驗，其錯誤最明顯。Mercer 等人（1977）發現有的失智症會因記憶錯誤描述一些虛構（confabulation）的事件。

(三)認知混淆

頭部意外傷害造成廣泛的瀰散性腦傷，或多處區域性腦傷，會引起病患認知混淆，無法正確判斷周遭發生的事件，

定向錯亂（disorientation）、思考不連貫、有幻覺、近期記憶和注意力減退（Strub & Black, 1981）。通常都是突發性和暫時性的，任何年齡都可能發生。Wertz（1985）指出此類病患進行標準化失語症測驗，其語彙與語法接近正常，唯有在開放性的「對話語言」（discourse）中顯現不切題和虛構現象。

㈣右腦傷

突發性的右側大腦區域性受損，常會引起視知覺概念整合障礙、記憶力受損、情感和情緒改變，以及幻覺（Burns, Halper, & Mogil, 1985; LaPointe, 1990），在標準化失語症測驗錯誤很少，但在開放性對話語言中顯露病患無法有意義及有效地組織口語的表達，無法理解及利用語言環境的線索，缺乏語韻（prosody）及語用等溝通能力的敏感度。

㈤吶吃、言語失用症、失語症

吶吃、言語失用與失語症是同屬神經受損引起原發性語言障礙（Rosenbek & LaPointe, 1985; Wertz, 1985）。發病狀況都是突然的。吶吃是因為大腦皮質以下的中樞或周圍神經受損，造成說話肌肉群張力異常，患者的呼吸、發聲、構音和共鳴皆受到影響，使得說話時語音含糊和歪曲、鼻音共鳴過重、語句短，語音錯誤是一致性的，說話清晰度深受干擾而使得對方難以理解。言語失用症是左側大腦皮質區域性受損，阻礙神經系統高層次的動作計畫，所以無法自主性地控制口腔肌肉動作說出正確的語音，語音錯誤較不一致，患者常會

試圖自我矯正。呐吃與言語失用病患執行標準化失語症測驗時，理論上其語言聽、說、讀、寫四層面應爲正常，只是因肌肉動作障礙，使口語表達困難，稱之爲運動性言語異常（motor speech disorders）。失語症也是左側大腦皮質病變，導致患者在聽覺理解、口語表達、閱讀理解以及書寫四層面有不一致的嚴重障礙（Eisenson, 1984）。

正確的鑑別診斷必須同時瞭解各族群語言障礙之同異處及語言處理歷程，診斷要超越語言學表面的相同點，如命名不能或語法障礙，深入探討其干擾溝通歷程的基本因素，對語言復健的指引才有價值，是故一般只提供語言障礙特質的失語症測驗很難發揮鑑別診斷的功效（Darley, 1979; Davis & Baggo, 1985; Chapman & Ulatowska, 1991）。Wertz（1982）提出採用「對話」（discourse）做爲補充測驗，對話需靠認知（訊息處理）和語言功能，可能是判別語言缺陷或認知缺陷的理想方式，大多數失語症病患其語言功能受損比認知嚴重許多，相反地，其他續發性語言障礙族群之語言保留比認知要好很多。由重述故事的對話中（Chapey, 1994），失語症有語言困難，但可以傳達故事中大部分重要的訊息，保留基本的故事架構；正常老人對道德的關心比對故事內容多；右腦傷病患訊息結構嚴重受損，而語言結構保留很好，語言量比訊息量多，對整個故事似乎不瞭解；失智症的故事架構與訊息處理均差，有時短暫抓住故事的意義，但很快又失去。所以「對話」方式的補充測驗，的確在鑑別診斷的功能上可彌補標準化測驗之缺失，爲一可多加利用的評估方式。

　　原發性或續發性語言行為異常之鑑別診斷對語言與溝通復健相當重要，因為不同的語言行為特質，其預後結果和治療策略差異很大。Holland（1982）提出閉鎖性腦傷的語言問題與失語症完全不同，傳統失語症治療法對其無效。Wertz（1982）亦提出閉鎖性腦傷的預後與臨床處理和失語症不同。Holland（1992）舉出失語症的「命名不能」可經由音素（phoneme）或上下文之線索提取答案，失智症卻需具體的概念思考才能解答；在語法方面，失智症與閉鎖性腦傷病患可能反映的是思考組織錯誤，而非失語症的語法問題，治療策略自然也應完全不同。

② 失語症的預後

　　預後是對病患恢復潛能的推測，失語症的恢復過程中，大部分的病患語言各層面都會有改善，但每個層面進步的程度不盡相同。Darley（1982）綜合很多研究結論，發現(1)聽覺理解進步比口語表達多。(2)聽覺理解恢復比閱讀理解好，口語恢復比前兩者差，而書寫能力又比口語差。(3)最先恢復的是模仿能力，如仿說、仿寫，語言類化能力恢復較慢。(4)比較簡短的口語輸入和輸出作業恢復較快，如複誦語詞、回答短語、命名、指認名詞、書寫名稱；較長的口語作業恢復比較慢，如複誦句子、描述圖片、書寫複雜指令。失語症病患

的症候群也會隨病程恢復狀況而改變，通常是由急性期的失語症類型轉換爲比較不嚴重、程度較輕的失語症候群，如由最初診斷的布洛克氏失語症（Broca's aphasia）恢復爲名稱性失語症或經皮質運動性失語症；由全失性失語症（global aphasia）恢復爲布洛克氏失語症或傳導性失語症（Kertesz & McCabe, 1977）。影響失語症復原的因素將在本節詳細討論。

一、自發性恢復（spontaneous recovery）

由未接受語言治療的失語症病患研究中，一致同意失語症有自發性恢復期，不管有沒有接受治療，有些進步是自發性的。Darley（1982）提出自發性恢復通常是逐漸遞減的曲線，最陡峭的是在發病後第一個月，第二、第三個月曲線逐漸平坦，但至六到九個月仍在上升，甚至更久；前三個月潛力最明顯，一般將病發後前六個月視爲自發性恢復期。

Hagen（1973）研究自發性恢復，結論是(1)在發病後前六個月所有溝通歷程皆有輕微的改善；(2)以視覺理解（如形狀配對、字圖配對）、視動能力（如抄寫、書寫）、聽覺理解及聽覺記憶廣度（auditory retention span）的恢復爲主；(3)視覺在發病後六個月內可恢復至功能性水準；(4)聽覺在發病後九個月內可恢復至功能性水準；(5)口語表達和閱讀理解在前六個月內也有自發性恢復，但未能達到功能性水準。自發性恢復期過後，更進一步的復原則需仰賴治療成效。

二、影響預後的因素

影響預後的因素有內在因素和外在因素，內在因素指病患本身的條件，包括年齡、病因、病變部位或嚴重度等，外在因素指接受語言治療的時間、品質等，影響預後的變數敘述如下（Darley, 1982; Davis, 1983; Wertz, 1985; Chapey, 1994）：

(一)發病年齡

年紀愈輕者預後愈好，但沒有明確的年齡分割點，大部分的調查顯示，在六十歲以下發病者其預後比六十歲以上才發病者預後為佳。

(二)病因

非穿透性（nonpenetrating）腦傷預後比穿透性頭部外傷好；而頭部外傷造成的失語症，其預後比腦血管疾病佳，但頭部外傷族群年齡較輕的因素也不可忽略；單處腦血管病變比多處腦血管病變預後好；出血性中風比其他血管病變的中風預後要差。

(三)病變部位、範圍

病變部位和範圍會影響失語症的復原，左腦顳頂葉病變比其他部位病變會引起較嚴重且持續性的失語症。病變範圍的影響需視病變部位而定，如果是相同部位，則範圍愈大預

後愈差。

㈣失語症類型、嚴重度

　　失語症的類型也與預後有關，如名稱性失語症和傳導性失語症預後較佳，能自我矯正其發言（utterance）者預後佳，未伴隨聽覺理解或言語失用障礙者預後也較佳。失語症狀愈嚴重，其預後愈差；但以治療進步量而言，中度障礙者獲益量較多。

㈤病發至治療時距

　　從發病至開始接受語言治療相隔期間的長短，也是影響預後的因素之一。眾多研究指出，發病愈久的病患，其治療預後愈差，然而相隔多久，影響如何，仍未有定論，但在發病後六個月內接受治療者，其獲益量最大，發病愈久，可期待的恢復量愈少。

㈥治療時間、密集度、品質

　　每次治療時間較長、治療次數較密集的病患，其獲益量比治療時間短、治療次數少的病患為多，每週至少三次、每次至少三十分鐘之治療效果較佳。雖然治療品質也影響很大，但治療品質很難測量，此方面資料不容易蒐集。

㈦腦側化（lateralization）、健康狀況

　　左利手（handedness）的失語症病患，其復原比右利手病

患快。若伴隨其他感覺或運動障礙者預後較差，尤其是周圍神經的聽覺或視覺障礙，影響較大。

㈧非語言行為

病識感、動機、人格特質等非語言行為，雖然不容易測量，但其對學習態度、學習效果影響至鉅，所以也會干擾預後。病識感清楚，學習動機強，個性開朗、樂觀、容易相處的病患，其治療效果較佳。

㈨性別、教育程度、智商、語言能力、職業、社經地位

上述因素對預後的影響尚無一致性的研究結果，有些研究認為是正相關，多數研究結果證明相關不顯著。

雖然影響預後的變數可分別探討，但值得注意的是這些因素都合併存在於同一病患身上，彼此會交互影響。是否一個年輕、重度失語症病患，比一個年老、輕度失語症者預後好，無人能回答此問題。而且這些因素只能提供恢復較佳或較差的指標而已，至於是語言哪方面的恢復？恢復量多少？恢復速度如何？恢復形式如何？最後結果（outcome）是怎樣？都無法提供數據。Schuell（1965）曾提出用《明尼蘇達失語症測驗》（MTDDA）評估結果，將病患歸入不同的預後組，可藉以推測其語言各層面的恢復結果，有語言能力恢復至極好，到恢復極差須用各種功能性方式溝通等不同預後程度的組別，但可惜有些病患無法納入適當的預後組。另外，

Porch 等人（1980）提出由《波契式溝通能力測驗》（PICA）第一次的評估結果，利用多重迴歸分析，可預期其語言各層面之進步量。Sarno、Sarno 與 Levita（1971）認爲由失語症測驗結果推測預後，可能無法觀察真正生活中的功能性獲益量；而失語症的進步，若未能顯現在日常生活的功能性溝通，則不能算是真正的進步。發展能有效預測失語症病患「未來」的「預後工具」，仍有待大家的努力。

③ 失語症的治療

治療失語症的目的是要增進病患的語言理解和表達能力，包括聽覺理解、閱讀理解、口語表達、書寫表達，以及有意義的手勢動作；增進病患溝通自己的思想和感覺的能力；協助病患調適溝通障礙導致的心理與情緒問題（Davis, 1983）。治療內容應配合病患日常溝通需求，以達功能性溝通的目標。

一、治療原則

（一）愈早開始愈好

當病患生理情況穩定已能會見訪客時，語言治療師即可開始在病房內與病患見面。剛開始先做簡短的自我介紹，並

設計幾個簡單的問題,初步瞭解病患的理解與表達障礙,再慢慢開始較長時間、較複雜的治療。愈早開始引導病患說話,愈可避免其發病後因溝通困難引起的挫折和喪失勇氣,而減低學習的動機。

(二)由易入難循序漸進

詳細觀察與記錄病患每次的反應,確實明瞭病患對每種作業的執行能力,若新的作業表現欠佳,則應重回先前較簡單的階層。依據病患的能力,選擇適宜的難度,慢慢加深、循序漸進,才能達成期望的治療效果。

(三)調整刺激出現速率

每種刺激呈現的速率要適當,讓病患有足夠的時間仔細聽、讀、選擇、思考與反應,失語症病患需要更久的語言處理歷程,故須耐心的等待,避免催促或過早給予提示,悠閒的腳步可幫助病患在反應中增加信心。

(四)教材配合病患的需要

治療內容若能配合病患的興趣和生活需要,對病患的幫助最大。所刺激與試圖引發的語言,最好具有功能性,能與日常活動需求相結合,才能發揮功能性溝通效益,對病患才具有實質意義,更能提升治療效果。

(五)多鼓勵讚賞，避免矯正錯誤

每次病患反應正確時，可用點頭、微笑或其他方式表示其反應是適當的；若反應錯誤，只需提供正確答案，而不要指出或解釋錯誤，並繼續下一個刺激。對病患反應的回饋必須即時且持續，起初每次均予以增強，漸漸減少頻率，最後共同分享代表進步的記錄。治療目的是要引導病患對語言刺激有更多的反應，矯正錯誤會使其沮喪不舒服，所以應極力避免。

(六)每次治療安排多樣化作業

依病患能力每次治療都能安排多樣化的作業內容，可包含不同的語言層面，或只針對一種層面設計不同的作業方式。在治療開始與結束前，選擇較簡易的內容，使病患有成功的經驗，增強其學習動機。

(七)給予多反應的刺激

不要只讓病患聽或看，所給予的刺激盡量能讓病患做多種的反應，如聽名稱指認圖片，不僅要讓病患聽，還要病患從數張圖片中做選擇。病患參與量愈多，愈能從被動的觀察者轉換為主動的參與者。

(八)適當的治療密集度

足夠的治療時間對神經系統的刺激才有影響，由治療組

與非治療組的對照研究中（Basso, Capitani, & Vignolo, 1979），每天或每週三次以上，每次三十到六十分鐘的治療時間，才有顯著的治療成效。

(九)病患伴隨多重溝通障礙時

有些失語症病患會伴隨其他相關障礙，如言語失用或吶吃，治療時應著重在語言問題或運動性言語問題？何者為先？需分配多少時間？這些問題並無固定答案，應由病患「整體溝通技能」與其「功能性溝通需求」兩方面做考量。若病患輸入管道較嚴重，則先選擇接受性刺激活動；反之亦然；也可兩者同時進行。

(十)治療師的態度要合宜

治療師所扮演的應是有興趣、反應敏銳的參與者。由臉部表情、身體姿勢和言談中，顯示其誠摯參與治療工作，語調應是充滿鼓勵、樂觀、積極，並對病患的反應極為敏感，適當的提供訊息，減輕病患焦慮絕望的心情。讓病患知其問題是被瞭解的，且願積極參與治療。這些態度是臨床上基本的要求，但對病患臨床的表現卻有重大的影響。

二、治療過程

失語症的治療計畫必須是個別化的、獨特的，並隨時因病患進步或失敗而加以修正。以下就聽覺理解、閱讀理解、

口語表達以及書寫表達四層面的刺激，由簡單到困難，提供階梯式（hierarchy）順序性活動，治療時可依病患的程度選擇合適的階層，逐漸增加複雜度與困難度。

(一)聽覺理解（Darley, 1982; Hegde, 1996; Pierce & Patterson, 1996）

1. 聽名稱指出一種物品：梳子、牛奶。
2. 聽功能指出一種物品：用來洗臉的、用來喝水的。
3. 聽名詞依序指出兩種物品：湯匙和書。
4. 聽動詞依序指出兩種動作：走路和寫字。
5. 聽功能依序指出兩種物品：用來洗澡的和用來刷牙的。
6. 執行一個簡單指令：筷子拿起來、摸摸衣服。
7. 聽名詞依序指出三種物品：香蕉、蘋果和橘子。
8. 聽動詞依序指出三種動作：看書、打球和洗臉。
9. 執行一個複雜指令：把書放在盒子裡面。
10. 執行兩個簡單指令：先指牛奶再給我湯匙。
11. 執行兩個複雜指令：在拿起湯匙前先指梳子。
12. 回答簡單具體的是非題：桌子上有沒有茶杯？
13. 回答簡單抽象的是非題：草比樹木大嗎？
14. 回答複雜句或短文內容的是非題。

(二)閱讀理解（Darley, 1982; Webb, 1990）

1. 辨認字形：相同字配對。
2. 辨認字義：文字與圖片配對。

3. 辨認字音：朗讀配對的文字。

4. 聽聲音依序指出兩個語詞：鞋子和貓。

5. 句子填充：利用前後文找出適當答案。

6. 重組短語或句子：吃飯、他、在。

7. 執行簡單的文字指令：**參照聽覺理解內容**。

8. 執行複雜的文字指令：**參照聽覺理解內容**。

9. 找出句子中文字、語意或語法的錯誤。

10. 閱讀報章、雜誌、書籍。

㈢**口語表達**（Darley, 1982; LaPointe, 1985）

1. 仿說功能性語詞：好、再見、不舒服。

2. 看實物、模型或圖片仿說名稱：椅子。

3. 看圖片仿說「形容詞＋名詞」：高的椅子。

4. 看圖片完成句子：提取語詞，狗在追「球」。

5. 看圖片完成句子：提取「形容詞＋名詞」，這是「黑色的頭髮」。

6. 看圖片回答相反詞：這些盤子不髒，它們很「乾淨」。

7. 描述簡單圖片：褲子很髒。

8. 看圖片回答句子：誰在煮飯？「我太太在煮飯。」

9. 看圖片使用虛詞：書在哪裡？「書在盒子旁邊。」

10. 回答熟悉的問題：你愛看什麼電視節目？

11. 回答複雜圖片問題：圖片中有很多人各做不同的事情，一一提問。

12. 描述複雜圖片：提問之後讓病患自己描述。

13. 描述順序圖卡：由三張、四張、五張至六張一組。
14. 包含三個語詞的造句：汽車、旅客、行李→「汽車上層坐旅客，下層放行李。」
15. 擴散性思考：空罐子可以做什麼？飲料有哪些？
16. 描述整個事件或發表評論。

㈣書寫表達 （Haskins, 1976; Darley, 1982; LaPointe, 1985）

1. 找出要寫的字：大。
2. 用連接點的方式讓病患描出字體。
3. 抄寫字體：毛巾。
4. 看圖片聽寫語詞：吃飯。
5. 看圖片完成句子：填寫語詞，他在「洗臉」。
6. 聽寫不同類別的語詞：跌倒、不小心。
7. 看圖片聽寫句子：他正在吃飯。
8. 看圖片書寫句子：他不小心跌倒了。
9. 描寫複雜圖片。
10. 書寫整個事件、寫日記。
11. 針對某主題敘述始末或發表意見：寫作文。

三、特殊治療計畫

　　以下是幾種比較常用的失語症治療策略，面對各種不同症候群的病患，依其各語言層面之障礙狀況，挑選或組合不

同的治療法,設計符合病患需要的個別化治療方案,有系統的執行,才能將病患潛能激發,達到最佳療效。

(一)手勢重整法 (Gestural Reorganization)

這是源自 Luria（1970）的內在系統重整（Intersystemic Reorganization）理念,利用病患保留較好的層面,幫助較差的層面。此計畫是先將口語和手勢結合並用,然後再逐漸消弱手勢,誘發口語表達。進行步驟為:(1)選擇訓練的語詞、短語或句子;(2)選擇與目標語相同的手勢;(3)教導病患手勢;(4)將所學的手勢與口語結合;(5)消弱手勢並持續誘發和增強口語表達。此計畫適用於布洛克氏失語症和失語法症（agrammatism）病患（Wertz, 1983; Hegde, 1996）。

(二)語法刺激治療法 (Helm Elicited Program for Syntax Stimulation, HELPSS)

此計畫是 Helm-Estabrooks（1981）提出,針對聽覺理解尚佳的失語法症病患,利用圖片與完成故事的方式引出十一種句型。(1)祈使句－不及物;(2)祈使句－及物;(3)疑問詞問句;(4)敘述句－及物;(5)敘述句－不及物;(6)比較語句;(7)被動語句;(8)選言問句;(9)直接／間接受詞;⑽鑲嵌複雜句;⑾未來式。

治療時先準備所需的問題、圖片和故事。分成兩階層進行,第一階層讓病患仿說目標句,如治療師先看圖片說:「小華生病了,醫生替他打針。」再問病患:「小華生病了,醫

生替他做什麼？」練習至病患能答對 90%時，再進行第二階
層訓練。直接問：「小華生病了，醫生替他做什麼？」讓病
患自己回答，同樣練習至 90% 正確時再仿照先前的步驟進行
第二種句型（李淑娥、徐道昌，民 76；Helm-Estabrooks & Al-
bert, 1991; Hegde, 1996）。

(三)旋律語調治療法 （Melodic Intonation Therapy, MIT）

此計畫是 Albert、Sparks 與 Helm（1973）發展出來，針
對聽覺理解良好的重度非流暢型失語症或言語失用症，利用
音樂似的語調、持續的發聲與有節奏的輕拍（tapping），來
訓練病患口語的表達；對渥尼克氏、經皮質運動性或感覺性，
以及全失性失語症不適用。此方法增加右腦的參與，可使病
患表達較流暢，但不是歌唱，所以避免採用熟悉的旋律，且
只在五個音符以內。輕拍是拍打病患左手，每個字一拍。

治療時分三階層進行：(1)治療師與病患一起「哼旋律」
加輕拍→一起「哼目標語」加輕拍→一起「唱目標語」加輕
拍→治療師單獨唱目標語加輕拍→要求病患單獨立即仿唱目
標語加輕拍；(2)一起唱目標語加輕拍二次→治療師單獨唱目
標語加輕拍→要求病患單獨延後六秒仿唱目標語加輕拍；(3)
病患單獨延後六秒仿唱目標語加輕拍→用誇大的節律
（rhythm） 說目標語二次但不打拍子→治療師用正常語韻說
目標語但不打拍子→病患用正常語韻延後六秒仿說目標語→
病患用正常語韻回答目標語 （Helm-Estabrooks & Albert, 1991;
Hegde, 1996）。

㈣提昇失語症溝通效度法 (Promoting Aphasics' Communication Effectiveness, PACE)

此爲 Davis 和 Wilcox (1981) 發展出來,爲提昇失語症病患面對面溝通能力而設計,有四個特點:⑴治療過程是治療師與病患間新訊息的交換;⑵自由選取任何傳達訊息的溝通方式,包括口語、手勢、畫圖、寫字或圖片;⑶治療師和病患等量參與輪流互動的功能性溝通,如把一組卡片的繪圖面朝下堆放桌上,治療師和病患輪流抽取一張,然後以各種溝通方式表達其中的訊息,讓對方猜測訊息內容;⑷自然的回饋,當訊息傳達成功時,治療師再以口語確認,給予自然立即的回饋。這是一種以「語用」爲目的的「綜合溝通法」訓練計畫,適用於各種嚴重程度的失語症 (Darley, 1982; Hegde, 1996)。

㈤推敲反應訓練法 (Response Elaboration Training, RET)

此方法是 Kearns 和 Scher (1989) 所設計,採取低結構的治療架構,著重在塑造 (shaping) 和聯結病患的開放式反應,以擴展其語句長度與內容。適用於聽覺理解較好的非流暢型失語症,主要由病患自發性起動反應來表達,而不是要求病患說出治療師事先設計好的答案。如呈現「人在游泳」的圖片,病患可能說「人……游泳」→治療師接著說「有人在游泳」→讓病患仿說→之後問「在哪裡游泳」→病患答「水」→治療師接著說「有人在水裡游泳」→讓病患仿說後再問「什

麼時候」→病患答「很熱」→治療師就說→「很熱的時候，有人在水裡游泳」……持續下去直到病患無法繼續爲止，再另換新的刺激（**Kearns, 1990; Hegde, 1996**）。

㈥舒爾氏刺激法（Schuell's Stimulation Approach）

此方法最初是 **Schuell**等人（1964）提出，著重在密集的「聽覺刺激」，強調失語症的治療是用「刺激法」而非教育法。其原則包括密集刺激、教材呈現的速率音量和程度適當、重複給予刺激而不要矯正錯誤、誘發病患對刺激做各種不同的反應而不是強迫他反應、結合視覺符號協助聽覺理解、回饋快且正確、由淺入深有系統的訓練。如指出物品、執行指令、回答是非題、複誦、完成句子、回答不同的問句、重述事件、閱讀和書寫等（**Duffy, 1994**）。

㈦視覺動作治療法（Visual Action Therapy, VAT）

此方法是Helm-Estabrooks和其同事看到 Gardner（1976）使用視覺溝通系統（Visual Communication System, VIC）訓練嚴重腦傷的病患，而探討使用非口語的視覺／手勢來訓練全失性失語症，於一九八二年首次發表治療效果。在整個治療過程中，治療師和病患都不必說話，但對物品和其線條畫不會配對的病患則不適用。

治療前先選出七樣真實物品，用線條描繪其輪廓，再選取內含這些物品的動作圖片，依下列三階層進行治療。第一階層：(1)物品和圖片配對；(2)操作物品訓練；(3)動作圖片解

說；(4)按照動作圖片找出相同物品操作；(5)空手表演動作；(6)要求病患找出與動作相關的物品；(7)用手勢暗示病患空手表演與挑出的物品相關的動作；(8)表演兩種物品的操作，接著藏入盒子內，取出一物並空手表演另一物的動作；(9)讓病患重複前一步驟模仿一遍。第二階層：用動作圖片代替實物，由第一階層第五步驟開始訓練。第三階層：只用物品線條畫，也由第一階層第五步驟開始訓練（Helm-Estabrooks & Albert, 1991）。

(八)**輔助溝通系統介入法**（Augmentative & Alternative Communication, AAC）

失語症病患可利用較簡易的溝通符號系統和溝通輔具，長期或過渡期間使用，來協助溝通和促進語言能力的復原。溝通符號如手語、手勢、繪圖、圖片、布列斯符號以及電腦閱讀寫作軟體。溝通輔具分為低科技和高科技兩類，溝通簿、圖卡串、凝視版屬於低科技，高科技的有語音溝通版、微電腦或無障礙介面系統，依照病患的障礙程度選擇適合的輔具和符號系統，藉以發揮功能性溝通與語言治療的功能，中重度失語症病患都能適用（李淑娥、徐道昌，民75；Katz, 1986; Beukelman & Mirenda, 1992; Jones, 1994; Garrett, 1996）。

成人失語症的復健是一種複雜的、有彈性的、有結構的、有目標的以及動態性的過程；評估與治療計畫應針對病患的語言障礙特質來設計，由簡而繁、由淺而深、由被動變主動。其目的是要恢復或重建病患先前已學會的語言，使其能自發

性的應用於日常生活中，提升病患的功能性溝通能力，更期
望病患能無障礙的溝通，回歸社會過正常的生活。

參考文獻

王新德、高素榮（民77）：漢語失語症檢查法。中華神經精神科雜誌，21(4)期，252～253頁。

吳進安主編（民87）：神經診斷學。台北：國立編譯館。

李淑娥、呂菁菁、鍾玉梅、廖秋玫、徐道昌（民83）：波士頓失語症測驗中文版之修訂。中華民國聽力語言學會主編，語言與聽力障礙之評估，285～301頁。台北：心理出版社。

李淑娥、徐道昌（民75）：非口語溝通系統對失語症療效之初步報告。中華復健醫誌，14，77～80頁。

李淑娥、徐道昌（民76）：失語症病患文法失用問題之治療。中華復健醫誌，15期，99～106頁。

高素榮等（民81）：漢語失語檢查法標準化的研究。中國心理衛生雜誌，6(3)期，125～128頁。

陳紹組、曾進興、鍾玉美（民83）：榮總失語症測驗評估。中華民國聽力語言學會主編，語言與聽力障礙之評估，239～266頁。台北：心理出版社。

曾志朗、呂菁菁（民83）：神經語言學在台灣：編製台語失語症的檢驗量表始末。第一屆臺灣本土文化學術研討會論文集，17～47頁。

鍾玉梅、李淑娥、張妙鄉、徐道昌（民 87）：簡明失語症測驗之編訂與應用。聽語會刊，13，119～137 頁。

Albert, M. L. & Helm-Estabrooks, N. (1988). Diagnosis and treatment of aphasia. *JAMA, 259*(8), 1205-1210.

Albert, M., Sparks, R, & Helm, N. (1973). Melodic intonation therapy for aphasia. *Archives of Neurology, 29,* 130-131.

Andreasen, N. C. (1979). Thoughts, language, and communication disorders. *Archives of General Psychiatry, 36,* 1315-1321.

Basso, A., Capitani, E., & Vignolo, L. A. (1979). Influence of rehabilitation on language skills in aphasic patients: A controlled study. *Archives of Neurology, 36,*190-196.

Basso, A., Lecours, A. R., Moraschini, S., & Vanier, M. (1985). Anatomoclinical correlations of the aphasias as defined through computerized tomography : Exceptions. *Brain and Language, 26,* 201-229.

Beukelman, D. R. & Mirenda, P. (1992). *Augmentative and Alternative Communication: Management of Severe Communication Disorders in Children and Adults.* Baltimore: Paul H. Brookes Publishing Co.

Burns, M. S., Halper, A. S., & Mogil, S. I. (1985). *Clinical Management of Right Hemisphere Dysfunction.* Rockville, MD: Aspen.

Chapey, R. (Ed.) (1994). *Language Intervention Strategies in Adult Aphasia (3rd ed.).* Baltimore: Williams & Wilkins.

Chapman, S. B. & Ulatowska, H. K. (1991). Aphasia and aging. In D. Ripich (Ed.), *Geriatric Communication Disorders*, 241-254. Austin, TX: Pro-Ed.

Darley, F. L. (1979). The differential diagnosia of aphasia. In R. H. Brookshire (Ed.), *Clinical Aphasiology Conference Proceedings*, 23-29. Minneapolis, MN: BRK.

Darley, F. L. (1982). *Aphasia.* Philidelphia: W.B. Saunders Company.

Davis, G. A. (1983). *A Survey of Adult Aphasia.* N J : Prentice-Hall, Inc.

Davis, A. & Bagg, T. (1985). Rehabilitation of speech and language disorders. In L. Jacobs-Condit (Ed.), *Gerontology and Communication Disorders.* Rockville, MD: American Speech-Language-Hearing Association.

Davis, G. A. & Wilcox, M. J. (1981). Incorporating parameters of natural conversation in aphasia treatment. In R. Chapey (Ed.), *Language Intervention Strategies in Adult Aphasia.* Baltimore: Williams & Wilkins.

DiSimoni, F. G., Darley, F. L., & Aronson, A. E. (1977). Patterns of dysfunction in schizophrenic patients on an aphasia test battery. *Journal of Speech and Hearing Disorders, 42,* 498-513.

Duffy, J. R. (1994). Schuell's stimulation approach to rehabilitation. In R. Chapey (Ed.), *Language Intervention Strategies in Adult Aphasia (3rd ed.),* 146-174. Baltimore: Williams & Wilkins.

Duffy, R. J. & Duffy, J. R. (1984). *Assessment of Nonverbal Communication/New England Pantomime Test.* Austin, TX:Pro-Ed.

Eisenson, J. (1984). *Adult Aphasia (2nd ed.)* N J : Prentice-Hall, Inc.

Gardner, H., Zurif, E., Berry, T., & Baker, E . (1976). Visual communication in aphasia. *Neuropsychologia, 14,* 275-292.

Garrett, K. L. (1996). Augmentative and alternative communication: Applications to treatment. In G. Wallace (Ed.), *Adult Aphasia Rehabilitation,* 259-278. Boston:Butterworth-Heinemann.

Golper, L. A. C. (1996). Language assessment. In G. Wallace (Ed.), *Adult Aphasia Rehabilitation,* 57-76. Boston: Butterworth-Heinemann.

Goodglass, H. & Kaplan, E. (1983). *The Assessment of Aphasia and Related Disorders.* Philadelphia: Lea & Febiger.

Goren, A. R., Tucker, G., & Ginsberg, G. M. (1996). Language dysfunction in schizophrenia. *European Journal of Disorders of Communication, 31,* 153-170.

Hagen, C. (1973). Communication abilities in hemiplegia: Effect of speech therapy. *Archives Physical Medicine and Rehabilitation, 54,* 454-463.

Haskins, S. (1976). A treatment procedure for writing disorders. In R. Brookshire (Ed.), *Clinical Aphasiology.* Minneapolis: BRK Publishers.

Hegde, M. N. (1996). *Pocket Guide to Treatment in Speech-Language Pathology.* San Diego: Singular Publishing Group, Inc.

Helm-Estabrooks, N. (1981). *Helm Elicited Language Program for Syntax Stimulation.* Austin: Exceptional Resources Inc.

Helm-Estabrooks, N. & Albert, M. L. (1991). *Manual of Aphasia Therapy.* Austin, TX: Pro-Ed.

Helm-Estabrooks, N., Fitzpatrick, P., & Barresi, B. (1982). Visual action therapy for global aphasia. *Journal of Speech and Hearing Disorders, 44,* 385-389.

Holland, A. (1980). *Communicative Abilities in Daily Living.* Austin: Pro-Ed.

Holland, A. (1982). When is aphasia aphasia? The problem of closed head injury. In R. H. Brookshire (Ed.), *Clinical Aphasiology: Conference Proceedings,* 345-349. Minneapolis, MN: BRK.

Holland, A. (1992). What Language Disorders Tell Us About the Aging Brain. Paper Presented at the Aging: The Quality of Life Conference. Washington DC.

Holland, A., Frattali, C., & Fromm, D. (1998). *Communication Activities of Daily Living (CADL-2).* Austin: Pro-Ed.

Jones, R. (1994). Determining the use of communication aids in severe aphasia. *Seminars in Speech and Language, 15*(1), 85-97.

Kaplan, E., Goodglass, H., & Weintraub, S. (1983). *The Boston Naming Test.* Philadelphia: Lea & Febiger.

Katz, R. C. (1986). *Aphasia Treatment and Microcomputers.* San Diego: College-Hill.

Kearns, K. P. (1990). Broca's aphasia. In L. LaPointe (Ed.), *Aphasia and Related Neurogenic Language Disorders,* 1-37. New York: Thieme Medical Publishers, Inc.

Kearns, K. P. & Scher, G. P. (1989). The generalization of response elaboration training effects. In T. E. Prescott (Ed.), *Clinical Aphasiology, 18,* 223-245. Austin: Pro-Ed.

Kertesz, A. (1982). *The Western Aphasia Battery.* New York: Grune & Stratton.

Kertesz. A. & McCabe, P. (1977). Recovery patterns and prognosis in aphasia. *Brain, 100,* 1-18.

LaPointe, L. L. (1985). Aphasia therapy: some principles and strategies for treatment. In D. F. Johns (Ed.), *Clinical Management of Neurogenic Communicative Disorders (2nd ed.),* 179-242. Boston: Little Brown and Company.

LaPointe, L. L. (Ed.). (1990). *Aphasia and Related Neurogenic Language Disorders.* New York: Thieme Medical Publishers, Inc.

LaPointe, L. L. & Horner, J. (1979). *Reading Comprehension Battery for Aphasia.* Austin, TX:Pro-Ed.

Lecours, A. R. & Vanier-Clements, M. (1976). Schizophasia and jargonaphasia. *Brain and Language, 3,* 516-565.

Luria, A. R. (1970). *Traumatic Aphasia: Its Syndromes, Psychology, and Treatment.* Mouton: The Hague.

Lyon, J. (1986). Standardized test batteries: Advances in aphasia testing. *Seminars in Speech and Language, 7*(2), 159-180.

McNeil M.R. (1982). The nature of aphasia in adults. In N. J. Lass, L. McReynolds, F. Northern, & D. Yoder (Eds.), *Speech, Language and Hearing, 2,* 692-740. Philadelphia: W.B. Saunders.

McNeil, M. R. & Prescott, T. E. (1978). *Revised Token Test.* Baltimore: University Park Press.

Mercer, B., Wapner, W., Gardner, H., & Benson, D. F. (1977). A Study of Confabulation. *Archives of Neurology, 34,* 346-348.

Obler, L. K. & Albert, M. L. (1981). *Language in the Elderly Aphasic and the Dementing Patient.* New York: Academic Press.

Peterson, H. A. & Marquardt, T. P. (1981). *Appraisal and Diagnosis of Speech and Language Disorders.* N J : Prentice-Hall,Inc.

Pierce, R. S. & Patterson, J. P. (1996). Treatment of auditory comprehension impairment. In G. Wallace (Ed.), *Adult Aphasia Rehabilitation,* 175-192. Boston: Butterworth-Heinemann.

Porch, B. E. (1981). *The Porch Index of Communicative Ability.* CA: Consulting Psychologists Press.

Porch, B. E., Collins, M. J., Wertz, R. T., & Friden, T. (1980). Statistical prediction of change in aphasia. *Journal of Speech and Hearing Research, 23,* 312.

Rosenbek, J. C. & LaPointe, L. L. (1985). The dysarthrias. In D. F. Johns (Ed.), *Clinical Management of Neurogenic Communication Disorders (2nd ed.),* 97-152. Boston: Little Brown and Company.

Sandson, J., Obler, L. K., & Albert, M. L. (1987). Language changes in healthy aging and dementia. In S. Rosenberg (Ed.), *Advanced in Applied Psycholinguistics,* 264-292. Cambridge University Press.

Sarno, J. E., Sarno, M.T., & Levita, E. (1971). Evaluating language improvement after completed stroke. *Archives Physical Medicine and Rehabilitation, 52,* 73.

Schuell, H. (1965). *Differential Diagnosis of Aphasia with the Minnesota Test.* Minneapolis: University of Minnesota Press.

Schuell, H., Jenkins, J. J., & Jimnez-Pabn, E. (1964). *Aphasia in Adults.* New York: Harper & Row.

Strub, R. L. & Black, F. W. (1981). *Organic Brain Syndromes: An Introduction to Neurobehavioral Disorders.* Philadelphia: F.A. Davis.

Webb, W. G. (1990). Acquired dyslexias. In L. LaPointe (Ed.), *Aphasia and Related Neurogenic Language Disorders,* 130-146. New York: Thieme Medical Publishers, Inc.

Wertz, R. T. (1982). Language deficit in aphasia and dementia: The same as different from or both. In R. H. Brookshire (Ed.), *Clinical Aphasiology,* 350-359. Minneapolis, MN:BRK.

Wertz, R. T. (1983). A philosophy of aphasia therapy: Some things that patients do not say but that you can see if you listen. *Communicative Disorders, 8*(1), 1-17.

Wertz, R. T. (1985). Neuropathologies of speech and language: An introduction to patient management. In D. F. Johns (Ed.), *Cli-*

第七章 成人失語症之復健

nical Management of Neurogenic Communicative Disorders (2nd ed.), 1-96. Boston: Little Brown and Company.

Yiu, E.M-L. (1992). Linguistic assessment of Chinese-speaking aphasics: Development of a cantonese aphasia battery. *Journal of Neurolinguistics, 7*(4), 379-424.

第八章

學校裡的溝通障礙服務

曾進興、王文容　著

　　特殊教育的主要對象是身心障礙的孩童，他們的生理、心理及行動上的缺陷，使得傳統的普通教育措施無法使他們得到最充分的發展與學習成果。這些兒童當中，有溝通（說話、語言、聽覺）上的問題者佔了極大的比例。溝通上的問題，如果不加以處理，孩童的認知、情緒及社會性發展，都會受到極大的限制。聽話與說話的缺陷，有著極為嚴重的後果，輕則造成讀寫和思考上的困難，重則影響生活自理、人際關係，以及日後的獨立生活。這也就是為什麼在特教體系當中，溝通障礙的服務必須加以正視與規畫的原因。

　　而當越來越多中重度障礙的孩童進入了學校之後，溝通障礙服務的需求也相對的提高。但是面對這種情勢，學校體系是不是已經做好了準備？對於這個問題的否定答案，似乎在許多不同的場合，經由教育人士的討論已逐漸浮顯出來。究竟學校應該提供哪些服務？由哪些人員來提供？又如何提供？這些問題顯得十分迫切，而其解答又那麼地令人生疏。本文分別就溝通障礙的定義、分類、普遍性、服務的性質、專業服務的內容、學校語障人員的職責、個案研究工作、專業人員的資格、服務的對象、服務施與的模式、鑑定與安置的流程等項目，討論學校溝通障礙服務的形態。

1 定義、分類與普遍性

　　美國聽語學會對溝通障礙所下的定義是：「對口語、非口語或讀寫符號系統之概念，無論是接收、傳遞、處理或理解，如有能力上的缺陷，都稱為溝通障礙。溝通障礙在聽覺、語言或說話上表現出來，其障礙輕重程度不等，有發展性及獲得性之分，且患者可能罹患一種以上的溝通障礙。溝通障礙可能是患者最主要的問題，但也有可能伴隨著其他障礙而出現。」如果嫌這個定義太過抽象，那麼可以參考語言病理學者 Van Riper 的說法，溝通障礙是說的話不清楚、很奇特或者讓人不舒服。那麼，符合這個定義的溝通障礙類別很多，不僅包含一般所熟知的口吃、構音異常、嗓音障礙，也含有伴隨許多狀況（如智障、自閉、腦傷、注意力缺陷、聽障、視障、情緒困擾等）的兒童語言障礙。因此，溝通障礙的普遍性早已為本國特殊教育工作者所認識，只是欠缺相對應的教育服務措施罷了。

　　一般來說，溝通障礙常被粗分為下列幾大類：嗓音及共振異常、構音問題、流暢性或韻律異常及語言障礙等。前三項又被通稱為「說話障礙」，但這是為了服務目的所做的方便區分，在學理上，這些類別之間的區分相當複雜。常見的溝通障礙細類名稱則有獲得性失語症、發展性失語症、失讀

症與失寫症、閱讀障礙、運動性言語障礙（吶吃、言語失用）、顱顏畸形引起的說話障礙、發展性的說話障礙（構音、音韻異常）、口吃與吶吃、嗓音異常、呼吸及吞嚥功能異常等等。

在一九九二年美國聯邦教育部的一項統計資料裡，特殊學生當中具有說話或語言缺陷的佔四分之一左右，僅次於特殊學習障礙（約一半），為排名第二的障礙類別。又有另外一項資料顯示，在學前階段，說話或語言障礙被視為主要障礙的比例更高達三分之二以上，較智障或學障都明顯地高出許多。在小學階段，學障的比例上升，但溝通障礙仍約佔二成以上，這表示溝通障礙即使有的變為次要的問題，但對為數眾多的孩童來說，它仍是一項主要的問題。

最新的資料顯示，美國許多州裡接受特殊教育服務的學生，所謂說話語言障礙者，不是位居第一就是第二多的類別。以北卡羅來納州為例，特殊學習障礙者，有五萬五千人，而語障者約有三萬五千人。密西根州的統計也顯示，學習障礙學生有八萬人，約佔全體特殊學生的一半，而語障學生則有四萬五千人，在這項統計中佔第三位者是情緒障礙，計有二萬人。威斯康新州的語障生有五萬人，比起次多的學習障礙者（約三萬五千人），人數高出許多。最近美國聯邦教育部的資料顯示，依據「身心障礙教育法」（IDEA），接受特殊教育服務的六至二十一歲學生中，具有說話及語言障礙者佔五分之一，為僅次於學習障礙（二分之一）的第二類目；此外，聽覺障礙亦有百分之一。英國的調查則顯示，七歲兒童

中有說話障礙的佔有十分之一，而語言遲緩兒童的出現率則介於零至十分之一之間。

　　至於我國的情況，第二次全國特殊兒童普查的資料顯示，全國六至十五歲的人口中，有七萬五千名身心障礙兒童，而其中語言障礙者有三千人，聽覺障礙者也為三千人。此項資料由於分類方式採取「互斥」的作法，因此對溝通障礙出現率的報告明顯偏低。如果不採取「互斥」的分類方式，相信溝通障礙的人數會急遽的增加，原因是智能障礙（接近普查中確認的身心障礙人數之一半）、學習障礙、多重障礙、性格及行為異常、自閉症、顏面傷殘等各個類別中，有許多的學童同時存在著溝通障礙。

② 服務的性質

一、醫療或教育

　　障礙往往被狹窄的看成「個人身體機能有問題」，也就是這個狹窄的觀點，才會把溝通障礙的處理認為是「醫療」事業。近年來障礙的心理和社會層面已廣為人知，大家逐漸接受「障礙的程度常取決於個人心理的調適以及外在世界給予的限制程度」這一觀點。障礙的產生與減輕，也因此不只

採用生理改善的途徑，心理、社會的重建及教育的涉入，更是障礙處置的主要依歸。溝通障礙具有部分生理的基礎，但在處置上則以行為改變、心理調適、認知學習、技能練習、社交機會、環境改善及輔具應用等方式為主，而除了前面四項可能是以個人為服務對象外，後面三項都需要把服務的範圍擴展到個人周遭的環境，也就是其「生態圈」。這是當前溝通障礙在實施服務時，先要具有的體認。

溝通障礙既是人一生當中都可能發生的問題，各階段中最容易求助的場所，也自然是提供溝通障礙服務的處所。醫院之於學前兒童、成人，學校之於學齡青少年，機構之於重度障礙者，無不是如此。醫院、學校與機構，各有各的優劣與侷限，醫院長於生理疾病的診治，在器質性因素較明顯的溝通障礙案例中，外科手術（如整型、組織移除、植入）及藥物治療（如抗癲癇、抗凝血、抗生素、抗抑鬱劑、興奮劑），往往是障礙處理的先行步驟，腦損傷、耳鼻喉疾病、唇顎裂、廣泛性發展障礙等即是明顯的例子。因此，醫院自然是這些疾病所導致的溝通障礙的第一自然處理場所。但是，醫院經常是以急性患者的醫療為優先考量，所以醫療服務形態的主要特徵為針對個別案例、有時間限制、服務期間短。反過來說，學校所面對的溝通障礙案例，除了接受醫療處理之後，過了急性期的患者之外，很多是器質性因素不明顯，或尚無醫療處理方法的兒童。因此與發展性障礙相伴的溝通問題，學校似乎是更恰當的處理場所，它的長處是校方與學生長時間接觸，較能瞭解學生的特性與需求，而學校又是學

生學習的主要場所，溝通服務與課程融合的可能性較高。因此，學校服務的特徵可以是長期服務、以教室為本位及服務融入課程當中。它的限制則是服務需求量大、專業人力少、與教師合作模式較難建立。

原先以收留重度障礙者的教養機構，隨著時代的進步逐漸轉型。目前機構的服務重點有二：學前的早期療育服務，以及就業的轉銜服務。因此，機構在溝通障礙的服務上，也就會產生一些特性；如日常生活的溝通功能將是一項服務的重點，提供服務的也不一定是溝通障礙的專業人員，職場的溝通訓練將成為未來機構服務的重要任務。從上述簡短的分析可知，溝通障礙的服務會因場所的性質而有所側重與不足，溝通障礙的專業必須建立在這項事實之上。

在學校裡要實施溝通障礙的專業服務，首先面對的一個問題是，這種服務的性質為醫療或教育？目前流行於本地的一個想法是，把從事溝通障礙的專業人員視為醫療體系的一份子。從某個角度來說，這個想法不能說有錯，畢竟，目前在台灣較能提供這類服務的多為醫療院所；但是，這是一種現實的窘境，它的狀況其實是反映出教育資源的侷限與不足。一九九四年美國聽力與語言學會的一項統計資料顯示，數萬名會員中，在學校（不含大學者）從事語言障礙服務工作者，高達一半，其次才分別是醫院（約五分之一）、非住宿式的健康照護機構、住宿式的健康照護機構、大學及其他場所。美國的經驗很明顯地告訴我們，學校才是提供溝通障礙服務的主要場所。換言之，我們不能把語言障礙的專業服務，和

專門由醫院提供的醫療服務畫上等號。

在此要提醒讀者一項史實，即溝通障礙的專業服務最早起源於學校。美國早在一九一○年就於芝加哥開始了小學的語障服務，最初由十位芝加哥師範學院的畢業生在受訓後從事這項工作。稍後，紐約市也跟進。威斯康新州以巡迴教師的方式從事語障的專業服務；不出幾年，全美的大城市都有了類似的措施。當然，美國的溝通障礙專業服務歷經了七、八十年，其間有許多問題，但現今能夠蓬勃地發展，也和聯邦及各州政府在教育與復健方面的立法有密切的關係。

這項史實說明了溝通障礙專業絕不等同於耳鼻喉醫療專業，也不等同於復健醫療專業，雖然它和這兩個專業互有關聯，就如同它與教育事業的淵源一樣，都十分密切。一個比較中性的看法是，溝通障礙專業是跨越醫療和教育領域的一項服務事業，儘管服務的重點可能會因服務的場所而有些差異，但服務的本質和專業知識根本上並不會有不同。

二、教育、訓練、復健或治療

使用哪個名詞來代表專業人員的服務性質，不祇是關係到職前訓練的形式，或是工作時身上是否穿上白袍，更重要的是，使用哪個名詞往往會界定服務的範圍。如果去翻看專書、字典或其他文獻，這些語詞的定義肯定會有成千上萬個，其中不乏彼此語義分歧或重疊的定義。但是，當這些詞語運用到溝通障礙的專業服務時，我們又感覺到這些詞語所側重

的精神的確略有差異。例如，「教育」的意涵應是「有結構的課程」；「訓練」則涵蓋面稍小，往往指稱「局部的技能學習」；再者，「復健」一般仍著重在「機能的恢復或補償」；而「治療」則具有強烈的傳統醫療觀，當然以「症狀或病因的去除」作為主要的目標。一個有趣的現象是，本地的病患（醫療用語）往往稱呼醫療院所的語言治療師為「老師」，醫師稱呼「她」們為「密斯」，而在特教法規上她（他）們又被稱為「語言訓練專業人員」。事實上，我們也偶而會聽到治療師被病患稱為「醫師」的例子（大概是白袍的作用吧）。

因此，在選擇某種詞語來描述溝通障礙的專業服務時，往往會受到個人的觀念所影響。假使認為說話或語言缺陷可由機械式的反覆練習來改善，那麼溝通「訓練」顯然是一個相當適用的方法。反之，認同心理分析學派的人在看待部分說話障礙的表現時，往往將它視為內在衝突的精神反應（或是一種防衛機制）。因此某種形式的心理「治療」或許才是最適當的處置模式。對某些人來說，補償式的對應策略，如擴大或輔助性溝通系統的選配與使用，既非「訓練」也非「治療」，事實上較符合「復健」一詞。對於一個語言發展遲緩的學前兒童而言，語言功能的增進往往要從現有的社會情境中來著手進行，其中很重要的觀念便是家庭和社區的配合，此時，親職「教育」似乎是更合適的服務形態。由此看來，溝通障礙的專業服務很難用上述某一特定的詞語來統括，因為服務施與的哲學觀深切影響著我們所選擇的「標籤」。

③ 專業服務的内容

　　話雖如此，大部分的專業人員也未必會因而受到標籤的約束。因此，語言「復健」未必不能實施有結構的課程，語言「治療」工作上也經常包括輔具的使用。所以，更重要的是，溝通障礙的專業服務到底包含哪些具體的内容。

　　美國聽語學會在一項服務準則中，明列了四十三項的服務項目。這些項目事實上可以進一步濃縮為九大項，分別為篩檢、追蹤、諮詢、預防、諮商、評量、處置、配置及教學。由此可見，溝通障礙專業人員所要擔負的工作職責，絕不僅止於狹義的「評量」與「處置」兩項而已；例如，以家庭為主體的介入方案中，個案諮詢的工作是不可輕忽的一環，又如追蹤是績效評估的前提。教學更是在教育體系中，一個主要提供服務的形式；這是避免專業人員被孤立或成為被動角色的一個積極性作為，學校裡的專業人員有必要慎重考慮。

④ 學校語障專業人員的角色與職責

　　作為教育團隊的一員，學校語障專業人員不能把自己視

為與其他教師不同，而自我隔離。重要的一個觀念是，語障專業人員與其他學科教師或專業人員，都是幫助障礙學生在學校生活中克服身心障礙以發揮最大潛能的支持者。溝通障礙對於學生的自我觀念、人際關係、家庭生活、學校學習等方面，都會有不同程度的影響。放在課程架構裡來看，語障專業人員便不僅是發揮「有病醫病」的功能，更重要的是，如何從一個「教育家」的角色來作更深入的涉入。

對照傳統的和較進步的觀念，我們發現，原有的想法認為語障專業人員是在醫療模式下工作，對個人作「診斷」之後給予「發展作業」的處理，在相當孤立的環境下使用臨床的材料來「治療病患」。相對地，進步的觀念則相信，語障專業人員是在教育模式下工作，對於學生團體和個人進行篩檢和評估，積極參與課程的設計，把IEP（個別化教育方案）融入課堂的需求，不只在資源教室中，也在課堂裡從事許多不同種類的工作，藉著改善學生的溝通能力來協助他成為有效能的學習者。

依美國聽語學會的說法，語言治療師的工作包含，協助構音障礙患者學習適當的說話方式，協助口吃患者說話更順暢，協助嗓音異常患者改善音質，協助失語症患者對說話及語言技巧的再學習，協助因疾病、手術、中風或外傷所致的吞嚥困難，為說話嚴重困難的患者評估並選擇和發展輔助溝通裝置（如語音合成電腦或溝通板），改進個案的日常溝通效能，協助個人和社區預防說話與語言障礙。而根據伊利諾州教育委員會所公佈的「技術支援手冊」，語障專業人員的

職責則明確爲鑑定並且評估有說話與語言缺陷的學生，參與鑑定個案有無接受服務之資格，參與教師及家長研討會，包括學科研討會、IEP（個別化教育方案）會議及年度檢討會，制定及執行 IEP，爲家長、教師、學生、行政人員及其他專業人員舉行講習，撰寫文件報告，進行個案研究，改進教學課程，督導實習人員，接受在職（繼續）教育等。

　　由於語障專業人員是教育團隊的一份子，他必須和其他教師有明確的聯繫互動。一項調查資料顯示，雖然在實質的表現上，尙有不足之處，但學校裡的語障專業人員對於下列與教師互動連繫的活動，都給予高度的認可：向教師解釋，他們在教室中怎樣做可以補強語障服務的工作效果，取得課程教材作爲治療使用，與教師共同檢討和計畫進行中的方案，提供教師對案主所作工作成效的回饋，向教師示範如何將教材修改成適合溝通障礙的學生使用，提供治療進展情況給教師瞭解，向教師詢問輔導案主的意見，增加本身對學校課程的瞭解，協助教師想出解決學生問題的方案。這些項目或許繁瑣，但至少可以給語障專業人員一些方向，知道究竟該和其他教師同事談些什麼。

　　至於在工作負荷量上，由於計算的方式並無一個共同的準則，所以，只能從不同的數值來看出一個學校語障專業人員究竟要負擔多少學生的服務。根據一九八八年美國聽語學會所作的調查顯示，學校語障專業人員的負荷量從二到五百人皆有，而平均約爲五十人。另外，我們也可以計算接受語障服務的學生數與學校所聘的語障專業人員人數之間的比例。

以夏威夷州爲例，全州共有一百六十名語障專業人員，而全年約有六千名學生接受語障服務。由此可以推估每年一位要負擔四十名左右的語障學生。再以北卡羅萊納州爲例，在一九九三、一九九四年，全州雇用的語障教師數將近一千人，而服務全州三萬名左右的語障學生，平均一位要服務約三十名學生。

負荷量的決定，必須考量許多因素。例如學生問題的類別與嚴重程度，每位學生需要的服務密度，需要語障專業人員協助的學生人數、學生的年齡、智力及情緒行爲表現，交通往返所需時間，服務的學校數量，其他工作（諮詢、協商、家長會談、工作記錄等）所需的時間等。

5 語障專業人員的職責之一：個案研究

個案研究是主要的日常活動，對於學生溝通問題的評估與處理，不能全憑直覺。即使表面上是直覺的活動，其實其中也隱藏了許多由經驗和知識累積而成的「決策」過程。每日面對學生所問的問題，其實也如研究者在探索某個科學問題的解答一般，需要一定的步驟和程序。

以下爲國外學者就臨床工作者和研究工作者所從事的工作內容所作的對比。

1. 診斷：這在研究者來說，也就是「問題的陳述」。我

們問的問題有：這個障礙是否可描述爲單一的問題或一連串相關的功能異常？障礙是否已被適當地分析？

2. 處置：可以想像成「工作用的假定」。其中包括這些問題：處置方法是否明確地說明？這方法和問題解決是否有關？這種處置方式的發展是否客觀？治療方法的施行可否爲其他臨床人員所重複採用？

3. 進展的評估：對研究者而言，這就是「分析方法」。是否有足夠的證據證明治療是有效的？評估治療效果所用方法是否恰當？評估的推論是否周延、清楚而且適度？

4. 結果：即「結論」。治療方法的效果如何？可否下結論？這個結論與已知的事實之間有何關連？這樣的結論對未來的臨床服務之發展有何啓示？

5. 個案報告：對研究工作者來說，這就像是「出版發表」。它的作用是：在此案主的描述之下，是否足以讓同行評估你的工作績效？

⑥ 誰來提供服務

溝通障礙既然如此普遍，誰來爲這群學生提供服務，當然是一個迫切的問題。美國聽語學會對語障專業人員的資格認定，有一套周密的體系。包括碩士以上的專業課程訓練，

一定時數以上的臨床實習,九個月的全時實習,以及通過一項全國性的考試。

美國聽語學會對於合格的語障專業人員發給「臨床能力證明」有一些規定,在這些規定之下,要求的專業訓練課程相當廣泛,大致有基礎科學和專業課程兩大類要求。在基礎科學方面,生物/物理科學、數學、行為/社會科學,及基本的溝通科學都是要求的科目;至於專業學科,則包含了各類溝通障礙的性質、預防、評估及處置等知識。截至一九九二年為止,美國有三十州對學校語障專業人員的學位要求亦在碩士學位以上的程度;到了一九九五年,又有七州也採納了同樣的標準。

美國各州對於語障專業人員及在學校工作的語障專業人員之資格,有著非常分歧的要求。有些州規定,不管是否在學校工作,語障專業人員除了要求專業資格外,還必須有學校教師的資格。在有些州,這些規定只適用於學校的語障專業人員。大多數的州都要求學校的語障專業人員需有教學實習的經驗。

國內目前有一種聲音呼喊道:「我們要更多專業的語言治療師來為孩童服務!」衡諸實情,大多數的語言治療師(全台約一、二百位)都在醫院裡服務,而這些治療師又多不具有溝通障礙專門學位,大多只有短期的職前和在職訓練。反過來說,目前在特教體系中,原已存在大量的師資,他們也都肩負著「語文科」教學的重任。這些語文科教師實際上就是溝通障礙最具潛力的服務提供者。如何讓少數的語言治療

師和多數的語文科教師，形成一個綿密的溝通障礙服務網，是當前特教工作的主要課題。語文科教師的職責，不外是透過文本或教室活動，增進孩童整體的語文能力。這樣的說法固然是多數人的見解，但一旦落實在教學實務上，何謂「語文能力」則又是仁智互見，甚至有些作法是南轅北轍，分歧極大。其間的問題，容筆者另文撰述，在此僅指出一點，即教師中存在一大主張，認爲「語文」實際上就是「讀寫」，語文科教學就是讀寫的教學；如非讀寫，則語文科又所爲何事？對於身心障礙學生而言，「讀寫」教學非不能爲，然而，讀寫絕非唯一的重心。一個務實又理性的作法是把語文科教學定位在「溝通」教育上。在這種觀點底下，語文科教師至少有這些職責：(1)協助學生發展各種溝通功能；(2)創造機會使學生在各種情境中與人溝通；(3)增進學生溝通（口語／非口語；自然／輔助系統）技能；(4)增進學生「有意義」的讀寫能力。

短期內，國內的語言治療師至多是以「各縣市專業團隊約聘的成員」身份出現。可以預想到的是，一個縣市至多只有一、兩名全職的治療師。如依上述兩種重要角色的職責來看，語言治療師與語文科教師則具有互補共濟的關係，沒有任何一方是「彼可取而代之」的作用，換言之，治療師不必把語文科教師的任務全部扛下，而教師亦不可放棄其自身原有的責任。良好的服務成效，有賴雙方協調配合。

🄬 服務施與的模式

　　如果把醫療體系的服務模式硬套在學校系統裡，那麼，我們就會得到「醫務室似的語障服務」，這也就是傳統的抽離模式。有許多理由讓人懷疑這種模式對於學童溝通能力的促進會有多大的作用。有人認為其他形態的服務模式應該加以考慮，理由是：(1)更可適應個別學童的需要；(2)可提供較自然的溝通環境；(3)可提昇從治療環境中類化到其他場所的能力；(4)可增加同伴示範和鼓勵的機會；(5)可將學童在溝通上的目標融入教學課程；(6)可增進對學生課業表現的全面性瞭解。

　　事實上，語障服務在特殊教育中可以有三種選擇：(1)作為特殊教育的「相關服務」，(2)作為特殊教育的「資源方案」，(3)成為一種特殊教育的「教學科目」。例如，北達科塔州的指導原則中，即提供四類模式：(1)課堂為主的教學：由語障專業人員主導的個別或團體教學；可以是普通班裡的語文課程；可以是在某個學科教學中，由語障專業人員教導學生語言使用（聽講）上的某種策略；也可以是安排生活訓練課程中的說話和聽講技巧訓練。可以讓普通班學生參與，以為示範。(2)協同教學：由語障專業人員和其他一位以上的教師共同設計並實施其課程；可與普通班老師共同就課程某

一部分執教；也可在自足式特殊資源教室裡實施。重要的是，要有充分的事前準備和事後評估。(3)間接的諮詢服務：對象以其他的教師或專業人員和家長為主。諮詢的議題包括：有關某個特殊學生教育方案的問題、教法上的調整或修訂、教材的設計發展等。語障專業人員藉由諮詢工作可以間接地協助溝通障礙的學生。(4)傳統的抽離式服務：不必多費解釋，即可明白在這種傳統的服務中，治療是在教室之外的特別室中進行，可用個別或小團體的方式實施。但有必要考慮將學科教師的意見和學生學習的課程納入治療方案中考慮。Lozo 列舉了十四種模式，比前述所列的更為周詳。這十四種分別是：

1. 自足式的語言班：是針對重度語言障礙的學生所設的一種密集方案，全部或大部分學科都由語障專業人員在這個班上進行。要件是學生由於溝通障礙很難回歸主流，且溝通問題是其主要障礙，學生的智力功能正常，實施此種教學的語障專業人員本身需要有學科教師的專長。

2. 半日自足班：對象與前者類似，但只有半天安置在語言資源班。語言治療、語文課程和主要的學科（讀、寫）在此進行，但有些科目可以回歸主流。

3. 資源模式：對象以中重度語障的中學生為主，由語障專業人員實施語言治療及與語言有關的學科技巧。

4. 初階模式：適合各種障礙類型但需要密集治療的學生，特別是在治療過程的初步階段使用。一旦某些技巧學

到之後，即可轉至密度較小的模式中。

5. 密集集中模式：在短時間內使用大量的時間，針對某些特定的溝通技能進行治療。治療前後都與家長、老師討論學生的狀況。

6. 團體的交錯法：這個方法讓同一個學童時而參加小團體（或個別）治療，時而參加大團體治療，兩者在一週的不同時間內交錯進行。在小團體（或個別）治療中，可以強調某些特別的溝通能力之訓練，但在大團體中，這些能力的遷移便成為治療的重點。此法特別適合具有多種語言或構音缺陷的學生。

7. 溝通技能團體：對象以輕度構音障礙及多重語言問題學生為主，治療採大團體的方式實施，重點包括語音覺察、構音技能、聽講技能、口語表達、語用規則等。

8. 分組整合法：把不同障礙類型的學生在一個時段內集合起來實施，但是依照需要和治療目標將其分成幾個小組。語障專業人員在不同小組之間輪流施教，其他學生則以自行研習、學習中心、錄音課程、讀寫活動等方式進行。整個團體的訓練活動，則以一般性的對話技能為主。

9. 教室裡的合作教學：語障專業人員與其他教師溝通技能融入教學方案之中，在教室內實施。此種方式考慮到學科課程的內容，從而融入一般的溝通技能、日常生活的技能、讀書技巧、與語文有關的學業技能。

10. 額外的加強：這種方式是補其他模式不足時所採用的，

當學生在某技能的學習有困難時實施。可在一般的時間表外，另行爲學生安排某一時段，在短時間實施。

11. 傳統模式：以醫療模式爲主的傳統方法，將學生帶到治療室施行個別或小團體治療。

12. 時間效率小團體法：在某時段的前三分之一的時間，針對學生A、B進行治療，到了中段，C、D也加入，末尾三分之一的時段裡，A、B 離去，只留 C、D 二人。在更小團體（AB 或 CD）時間裡，以某些較特別的技能作爲重點；但在大團體（ABCD）裡，則以共同的問題或一般性的對話技巧爲主。

13. 遷移：針對語言治療最終階段所設計的方法，可與社區本位的方案結合，甚至是在工作現場上實施。可安排每週一次的會面，但地點不限於治療室。重點是語障專業人員需規定學生家庭作業，並瞭解在其他模式中學到的技能是否能夠遷移到不同的場所。

14. 諮詢模式：語障專業人員的角色是向家長、教師等人介紹治療技術，而由後者實際執行。語障專業人員與學生的直接會面時間短，語障專業人員主要工作是示範教學和監測學生的進展情況。

在實際執行的情況上，夏威夷州有一項統計資料，值得參考。從一九九一年到一九九四年三個年度裡，該州語障學生接受五種服務施與模式的比例；可以發現一個有趣的趨勢，即傳統的「抽離模式」逐漸在走下坡；至於「教室本位」的比例則有上昇的趨勢；第三種的社區本位模式比例雖小，但

也有逐年上揚之勢；「混合型」的比例亦有下降；而「諮詢」模式則小幅上升。在同樣的調查裡，如以語障專業人員本身所花費的時間計算，則發現一九九四年裡，「治療室（即抽離）模式」的時間比例為 42%，其中以構音問題比例最高，語言問題次之；至於「教室模式」則達 38%，其中以語言問題屬多，構音問題其次；最後「間接服務」模式佔了 20%，其中又以語言問題為首，構音問題次之。

反觀國內，雖然專業團隊產生了，但資源仍然有限；一個縣市聘到的一名全職或數名兼職的治療師，又要如何進入學校來服務呢？以溝通障礙來說，可以選擇的模式不外有四種：(1)教室教學，(2)協同教學，(3)間接諮詢，(4)直接抽離。若採選項(1)，治療師即代替教師，進行班級教學；若採選項(2)，治療師與教師共同教學；若採選項(3)，治療師以顧問角色面對教師及家長；最後的選項則是目前最通行的「診所模式」，由治療師實施一對一的直接訓練。四種模式各有利弊，考量各地資源以及服務的績效，有必要減少「直接抽離」，多多採行「協同教學」，與「間接諮詢」，這不僅出於經濟的考量，也是從訓練實效的觀點所出發。專業團隊的產生，有利於溝通障礙服務的質、量提升，但更應把握住下列原則，才能嘉惠身心障礙學童：資源整合、經驗分享，多元發展、因地制宜，試驗性質、績效評估，社區本位、融入課程，協調合作、平等共濟。

8 語障學生的鑑定、評量與安置之過程

　　由於語障服務在學校裡被視為特殊教育的一環,因此在鑑定與安置的流程上,便與其他的障礙沒有兩樣。在此可以喬治亞州所提供的語障專業人員流程為範例,讓讀者對於語障服務的實作程序有個範本可以參考。

1. 「學生支援小組」的組成:由轉介的教師、普通班教師、行政人員、輔導人員、家長及其他相關人員所組成。其主要的任務即是檢討學生的記錄和資料,以決定是否要轉介至語障服務。很多時候,在決定轉介之前,必須考慮其他的策略;如加強普通班裡的課程調整。

2. 轉介至語障服務:一旦學生支援小組作成此一決定,學校則需要取得家長的同意,以進行完整的評估工作。

3. 完整的評估:視力及聽力篩檢是第一步。接下來的說話/語言檢查則必須由合格的語障專業人員來進行,檢查包括構音、語言、語暢及嗓音等各方面的篩檢和深度的評量。嗓音異常且疑似喉部病變的學生,必須進一步由耳鼻喉專科醫生檢查其聲音機能,對於患有自閉症及其他智力、感官、肢體障礙學生則需要由多專長領域的專家來評估其「功能性溝通」能力。

4. 資格報告：評估結果顯示語障狀況對學生的「教育表現」確有不利的影響，則由語障資源鑑定小組（可由語障專業人員單獨或與其他人員共同組成）做出是否接受語障服務的決定，並撰寫報告，其中並載明語障的嚴重程度。

5. 「IEP／安置」會議：資格確定後，由「IEP／安置」委員會檢視資格報告，討論是否將學生安置於語障方案中。接著，針對每位學生發展出一份獨特的個別化教育方案，即 IEP。

6. IEP的程序與內容：唯有等到IEP擬訂之後，才可決定學生的安置方式。IEP 內容包括：學生教育表現現況之陳述、年度目標之陳述、參與特殊教育與普通班教育方案之陳述、轉銜服務之陳述、上述服務之起止時間、教學目標達成是否標準、符合畢業要求等。

7. 安置：含初步安置及年度檢討。在初步安置的會議當中，所有訊息都需要加以評估，並將各種可能選擇的安置方式加以評比，對於「安置」或「不安置」於特教方案中，都必須有合理的解釋。安置需要獲得家長之同意始得為之，一年之後，IEP 檢討會再度召開，對於學生的進展現況和目標達成的情形，加以檢討。IEP 的主要部分，（如年度目標、短程教學目的、現在表現的陳述、服務的起止、服務的形態及密度等），若有修正，則必須召開 IEP 會議確認。

⑨ 結語

　　本文對學校體系中的溝通障礙專業服務，作了簡要的說明，美國在這方面的努力，淵源已久，無論是人力資源或制度規畫，基礎都相當深厚穩固。反觀我國迄今仍無法針對身心障礙者的溝通問題，建立起適當的教育服務體系。特殊教育的架構中，除了一般特教的教學之外，其他環節的支持，也是不可或缺。目前許多相關人士均有此體認，問題是，大部分的人對於學校中如何施行溝通障礙的教育服務，並無具體策略。美國的作法，未必最理想，也未必適用於本地，但是它至少是一個現成的範例，可供我們借鏡參考。無論是要以此為藍本加以修正、改良、或走上不同的軌道，至少都有個遵循或反對的對象。因此，作者的本意，即是期望讀者將本文的要點視為有待討論的議題，而非解決問題的唯一指南針，以達拋磚引玉之效。

參考文獻

教育部（民88）：特殊教育法規選輯。台北：教育部。

台中師院（民88）：八十七學年度全國特殊教育專業團隊教學研討會議記錄。台中：台中師院。

曾進興（民78）：美國溝通障礙（聽、語病理）專業人員的養成教育。特殊教育季刊，31，42～45頁。

曾進興（民82）：從文獻看美國語言病理的發展：1900-1980。聽語會刊，9，27～30頁。

曾進興（民84）：學校的溝通障礙服務：以美國經驗爲例。中華民國特殊教育學會主編，教學與研究（特教學會八十四年年會專輯）。台北：特教學會。

曾進興（民87）：怎樣實施身心障礙兒童的溝通訓練。高雄市：國立高雄師範大學特殊教育中心。

曾進興（民87）：學校裡的溝通障礙服務。特教園丁，14(2)，9～11頁。

Fey, M. E., Windsor, J., & Warren, S. F. (1995). *Language Intervention; Preschool through the Elementary Years.* Baltimore: Brookes.

Lowe, R. J. (1993). *Speech--Language Pathology and Related Professions in the School.* Boston: Allyn & Bacon.

Merritt, D. D. & Culatta, B. (1998). *Language Intervention in the Classroom.* San Diego: Singular.

Paul, R. (1995). *Language Disorders from Infancy through Adolescence.* St. Louis: Mosby.

Rainforth, B. & York-Barr, J. (1997). *Collaborative Teams for Students with Severe Disabilities.* Baltimore: Brookes.

第八章 學校裡的溝通障礙服務

索 引

B

C

H

I

J

K

O

P

國家圖書館出版品預行編目（CIP）資料

語言病理學基礎，第三卷／曾進興策畫主編.
--初版.-- 臺北市：心理, 1999（民 88）
　　面；　　公分.--（溝通障礙系列；63022）
含索引
ISBN 978-957-702-351-3（平裝）

1. 語言障礙

415.9465　　　　　　　　　　　88016300

溝通障礙系列 63022

語言病理學基礎（第三卷）

策畫主編：曾進興
總 編 輯：林敬堯
發 行 人：洪有義
出 版 者：心理出版社股份有限公司
地　　址：231026 新北市新店區光明街 288 號 7 樓
電　　話：(02) 29150566
傳　　真：(02) 29152928
郵撥帳號：19293172　心理出版社股份有限公司
網　　址：https://www.psy.com.tw
電子信箱：psychoco@ms15.hinet.net
初版一刷：1999 年 12 月
初版十三刷：2024 年 1 月
Ｉ Ｓ Ｂ Ｎ：978-957-702-351-3
定　　價：新台幣 350 元